U0235369

激光美容实战图解

Illustrated Clinical Cosmetic Laser Treatment

强脉冲光治疗学

Intense Pulsed Light Therapeutics

主　编　陈　平　Michael H. Gold
Editor　Ping Chen, Michael H. Gold
主　审　周展超
编　者　（按姓氏拼音排列）

陈　平	主任医师	广东省佛山市第一人民医院激光整形美容中心
邓　林	副主任医师	广东省佛山市第一人民医院激光整形美容中心
杜学亮	主任医师	广东省佛山市第一人民医院激光整形美容中心
侯文明	主任医师	广东省佛山市顺德区贝尔美美容医院
胡志奇	主任医师	南方医科大学南方医院整形外科
赖　维	主任医师	中山大学附属第三医院皮肤科
黎咏璇	副主任医师	广东省佛山市第一人民医院激光整形美容中心
李　勤	主任医师	广州军区广州总医院整形外科
林飞燕	主治医师	海南省皮肤病医院
林少明	主管护师	广东省佛山市第一人民医院激光整形美容中心
刘必来	副主任医师	广东省佛山市第一人民医院激光整形美容中心
沈　锐	主任医师	广东省佛山市第一人民医院激光整形美容中心
Michael H. Gold, M. D.		Medical Director Gold Skin Care Center

摄　影　黄　静　吕丽莹
绘　图　张海斌　陈芮君

人民卫生出版社

图书在版编目（CIP）数据

激光美容实战图解：强脉冲光治疗学 / 陈平，（美）迈克尔
H 金（Michael H. Gold）主编 . —北京：人民卫生出版社，2017
ISBN 978-7-117-25138-9

Ⅰ. ①激…　Ⅱ. ①陈…②迈…　Ⅲ. ①激光手术 – 应用 –
美容术 – 图解　Ⅳ. ①R622-64

中国版本图书馆 CIP 数据核字（2017）第 223067 号

| 人卫智网 | www.ipmph.com | 医学教育、学术、考试、健康，购书智慧智能综合服务平台 |
| 人卫官网 | www.pmph.com | 人卫官方资讯发布平台 |

激光美容实战图解：强脉冲光治疗学

主　　编：陈　平　Michael H. Gold
出版发行：人民卫生出版社（中继线 010-59780011）
地　　址：北京市朝阳区潘家园南里 19 号
邮　　编：100021
E - mail：pmph @ pmph.com
购书热线：010-59787592　010-59787584　010-65264830
印　　刷：人卫印务（北京）有限公司
经　　销：新华书店
开　　本：787×1092　1/16　印张：11.5
字　　数：280 千字
版　　次：2017 年 10 月第 1 版　2024 年 5 月第 1 版第 10 次印刷
标准书号：ISBN 978-7-117-25138-9/R · 25139
定　　价：188.00 元

打击盗版举报电话：010-59787491　E-mail：WQ @ pmph.com
（凡属印装质量问题请与本社市场营销中心联系退换）

主编简介

Editor Biographies

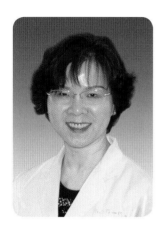

陈平

- 整形外科主任医师
- 广东省佛山市第一人民医院整形美容科首席专家，学科带头人，原整形美容科科主任
- 座右铭：精益求精，臻于至善。

1984 年毕业于广东医学院，1984—2017 年在广东省佛山市第一人民医院从事整形美容外科工作已三十多年。1992 年创办了广东省佛山市第一人民医院整形美容中心并带领学科全面发展。如今的佛山市第一人民医院整形美容科已完成了 5 万多人次的美容手术，近 20 万人次接受了激光美容治疗；平均每天门诊量达 88.8 人次。所带领的佛山市第一人民医院的整形美容科已成为珠江三角洲乃至全国较有影响力的整形激光美容中心。

学无止境：1992 年参加澳大利亚国际整形学习班；1998 年在香港中文大学威尔斯亲王医院、香港养和医院进修学习；2004 年在美国 Bert Fish Medical Center 学习；2004 年东南大学美学设计硕士研究生；2012 年到美国 Gold Skin Center 学习；2015 年 3 月到哈佛大学 Wellman Center for Photomedicine 交流学习。

一直以来致力于美容医学、美容外科和激光美容的临床、教学和科研工作，以正确的审美观和娴熟的美容外科技巧修改了人们众多先天性和后天性的缺陷；在激光美容实践中勇于开拓和创新，以严谨的科学作风，扎实的美容外科基础以及激光理论基础和娴熟的激光操作技巧率先使用激光和强脉冲光技术用于眼部整形、面部、颈部和手部的年轻化治疗、瘢痕的治疗，使得瘢痕修复和皮肤重建，科学地将手术刀和激光刀联合应用使二者相互辉映、相得益彰！2000 年起率先应用激光美容技术成功治疗各种色素性和血管性病变、皮肤年轻化、疤痕、多毛症等至今已达 18 万人次之多并储存于科室的档案中，其中强脉冲光的应用 15 年已达 7000 多例近 30 000 人次,在这大样本、在长达 10 年对求美者多次治疗效果的肤质评估数据显示,经过 IPL 光子嫩肤疗程后肤质明显改善的比例占 88.24%,而 IPL 光子嫩肤联合其他技术治疗后肤质明显改善所占比例为 96.45%! 由此,获得了 IPL 光子嫩肤疗程对于改善肌肤瑕疵第一手大数据,证明了 IPL 光子嫩肤疗程逆转肌肤衰老的神奇功效。临床型 SCI 论文 "A Retrospective Study on the Clinical Efficacy of the Intense Pulsed Light Source for Photodamage and Skin Rejuvenation" 2016 年 3 月在美国 *Journal of Cosmetic and Laser Therapy* 杂志发表。该论文各数据的总结对全球临床 IPL(强脉冲光)的应用有实际的指导作用。

十七年来每年均组织全国全省的整形激光美容学术交流会或学习班 2~3 次,每年均参加国际间的学术交流或演讲多次,分别论文十几篇,参与编写的专著二部;多次获得科技进步奖。如今社会任职:广东省整形美容协会副会长;广东省医学会医学美容分会副主任委员;广东省医学会激光医学分会副主任委员;广东省女医师协会整形美容医师分会主任委员;广东省医师协会协会整形外科医师分会副主任委员;中国整形美容协会激光美容分会常务委员;中国整形美容协会面部年轻化分会常务委员;中国医师协会整形与美容医师分会激光美容专委会常务委员;佛山市医学会医学美学与美容学分会主任委员。

主编简介
Editor Biographies

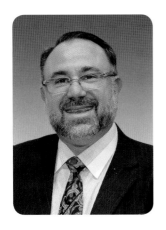

Michael H. Gold,M. D.,FAAD

- Nashville,TN
- Founder and Medical Director of Gold Skin Care Center,Advanced Aesthetics Medical Spa,The Laser & Rejuvenation Center,and Tennessee Clinical Research Center;Clinical Assistant Professor,Vanderbilt University School of Nursing, Nashville,TN

Medical Director

Gold Skin Care Center

Advanced Aesthetics Medi-Spa

Tennessee Clinical Research Center

The Laser and Rejuvenation Center,Nashville,Tennessee

Clinical Assistant Professor

Vanderbilt University School of Nursing,Nashville,Tennessee

Dr. Michael H. Gold is the founder of Gold Skin Care Center,Advanced Aesthetics Medical Spa,The Laser & Rejuvenation Center,and Tennessee Clinical Research Center located in Nashville,Tennessee. Dr. Gold is also Clinical Assistant Professor at Vanderbilt University School of Nursing and Adjunct Assistant Professor at Meharry Medical College,School of Medicine also in Nashville. He is a Visiting Professor of Dermatology for Huashan Hospital,Fudan University in Shanghai,China(11/2006),Guangdong Provincial People's Hospital,Guangzhou,China,as well as Visiting Professor of Dermatology at Number One Hospital of China Medical University(11/2008) in Shenyang,China. Additionally,he is Visiting Professor of Plastic Surgery,First People's Hospital of Foshan, Guangzhou, China and The First Affiliated Hospital of Zhejian University, Hangzhou, Zhejiang. Lastly, he is Visiting Professor of The People's Hospital of Hunan Province-September 25, 2016 through August 24, 2019.

Dr. Gold is a board-certified dermatologist and cosmetic surgeon who oversees the various facets of the Gold Skin Care Center's operations: a combination of medical and surgical dermatology, cosmetic dermatology, aesthetic services and research endeavors. Dr. Gold has earned a national and international reputation for providing patients with leading-edge technological advances and has expertise in all facets of dermatology and aesthetic care. The Tennessee Clinical Research Center is now one of the leading dermatologic research institutions in the U. S. Dr. Gold is the author of over 300 published scientific articles, 15 textbook chapters and the editor of two textbooks on photodynamic therapy and global use of PDT. Dr. Gold works as an associate editor with the majority of dermatology journals and actively contributes to the medical literature with his colleagues from around the world.

Dr. Gold speaks on national and international fronts, focusing on dermatology issues related to the use of lasers and energy-based devices, as well as the use of fillers and toxins in aesthetic and cosmetic dermatology.

He lectures in venues around the world and is a sought-after contributor to educational meetings globally. Dr. Gold is an active member of many of the leading dermatology and laser specialty societies in the U. S. and around the world.

He is the founder and past president of the Dermatologic & Aesthetic Surgery International League (DASIL), whose mission is to teach dermatology and dermatologic surgery all over the world in a non-profit setting.

This society has become one of the fastest-growing international dermatologic societies because of its core beliefs of teaching and transparency. He is also a founding member of the 5-Continent-Congress, one of the leading global aesthetic congresses. In addition, Dr. Gold is the President of the Symposium for Cosmetic Advances & Laser Education (SCALE), which is part of the Tennessee Society for Laser Medicine and Surgery, of which Dr. Gold began 12 years ago to educate and teach the proper use of lasers and injectables in the community.

序1

Preface 1

　　时光如梭,记得认识本书作者陈平主任还是在佛山市第一人民医院整形美容科创建庆典之日,一晃已二十五载。陈平是我国较早将美容外科手术与激光光电美容技术融合应用、持之以恒且卓有成就、凤毛麟角的专家之一。二十多年来,她一直潜心研究皮肤色素性病变、血管性病变、强脉冲光的光子嫩肤、点阵激光的瘢痕修复等,积累了大量的病例,达18万份之多,详细记录了每一例的治疗参数和效果,并标准化拍摄留下了每例随访一二十年的珍贵图片,资料数据量之大,凝聚陈平一生的心血,实属不易。

　　该书记录了陈平主任应用强脉冲光5600余例、近30 000人次对面部皮肤光老化长达5~12年的长期临床疗效观察结果和经验,实用性很强。全书分为十三个章节,共30万字,400幅插图,图文并茂,内容精湛,详尽的描述了强脉冲光的基础知识和治疗经纬,是目前我国少见的关于强脉冲光治疗学方面的专著,也是一部通俗易懂的临床实用教科书。

　　在恭贺《美容激光实战图解:强脉冲光治疗学》面世之际,翻阅这本书,深感陈平二十余年来对事业的执着,锲而不舍,匠心仁术! 故而欣然为序! 科技发展的今天,激光光电技术的应用给美容外科和面部年轻化的治疗带来了广阔治疗空间,我相信该书定会成为激光美容和整形美容医师的良师益友,希望它能指导和伴随年轻医师成长。

南方医科大学附属南方医院整形美容科教授

中国医师协会美容与整形医师分会前任会长

中国整形美容协会副会长

高建华

2017 年 8 月于广州

序 2

Preface 2

The intense pulsed light (IPL) device was developed in the late 1990s to be able to individualize light treatment for a variety of skin concerns that we, as dermatologists and plastic surgeons, see regularly in our clinics. I was fortunate to have studied with one of the first IPL devices that was ever developed and had the first IPL device that was dedicated to hair removal. It allowed us to further learn how well these devices could and do work. Since the early days of IPL, the technology has improved and our treatments are now very safe and predictable, once you learn all the nuances involved in the use of the IPL. Whether it is for addressing the needs of a vascular lesion, a pigmentary concern, or collagen changes over time, the IPL can do it all. The concept of photorejuvenation or photofacial became a standard for many of us as we learned how to improve the entire skin with full face IPL treatments over time. The other aspect of importance for IPLs is that with the various cut-off filters available, we soon learned that almost all skin types could be successfully treated with the IPL.

Having traveled to China for many years and working with the incredible physicians in this wonderful country, one quickly realizes that they are as good as any clinicians anywhere in the world. They want to learn, they want to embrace technologies, and they want to use these technologies to the fullest. Having been to Foshan many times and the Plastic Surgery Department that Dr. Chen Ping oversees, one sees this commitment day in and day out. The attention to detail and the care given to their patients makes one proud to be a part of it, I am so fortunate to be as one of their visiting professors. They are all to be congratulated.

Now, we have this textbook on intense pulsed light therapeutics, which is frankly the ultimate guide to understanding and using the IPL. Each chapter represents a unique aspect of the IPL and how it is to be used in every day medicine. And Dr. Chen is to be considered one of the world's experts on the IPL, having amassed the largest, to date, collection of IPL patients that have been followed for more time than any other clinician that we are aware of. The data that she accumulated and that we published together shows the benefits of yearly IPL treatments on improving all the facets of photodamaged skin and truly solidifies the therapy as one of the best, if not the best, for long-term improvement for photorejuvenation.

This textbook is for everyone interested in aesthetic medicine and in how the IPL has changed and revolutionized the skin care industry. It is a must read for everyone and we are grateful to Dr. Ping for her dedication and her drive to make this endeavor a reality. Congratulations to her, her team, her staff, and the thousands of patients who have benefited from her dedication to her patients.

Enjoy this book. I know you will.

Michael H. Gold, MD

序 3

二十年前我和陈平教授初次相识，她对激光美容技术的强烈求知欲当时即给我留下了深刻印象。凭着对激光光电技术的认识和敏锐洞察力，2002 年 10 月陈平教授在国内首先开展了强脉冲光嫩肤治疗。嫩肤治疗后的直观疗效不仅令求美者欣喜，也让陈平教授"着迷"，由此她执着地开始了对强脉冲光的临床应用与研究。十五年来陈平教授应用强脉冲光完成了 5600 多例、近 30 000 人次的治疗，并对其中面部光老化患者进行了长达 5~15 年的长期临床疗效观察，证实强脉冲光能够逆转皮肤老化，是皮肤抗衰老治疗的有效手段之一。陈平教授的上述研究成果 *A Retrospective Study on the Clinical Efficacy of the Intense Pulsed Light Source for Photodamage and Skin Rejuvenation* 在美国 *Journal of Cosmetic and Laser Therapy* 上一经发表，即引起了国内外同行的热烈反响，其大样本长期随访数据和高有效率与安全性评价为激光美容同道们提供了难得的参考价值，折射出来的陈平教授十几年来的专注研究精神令人敬佩！

本书共 13 章，约 30 万字，400 余张照片，作者将长期积累的应用强脉冲光在皮肤美容方面的临床经验，以生动形象的图片形式表述出来，特色鲜明，实用性强，弥补了当前激光美容相关专著的缺憾，相信读者可以从中得到启发、获得益处，它对从事本专业及相关学科的临床工作者都具有重要的参考价值。

欣以为序。

中国整形美容协会面部年轻化分会会长
中国美容与整形医师分会激光美容专委会前任主委
李勤
2017 年 8 月于广州流花湖畔

序 4

Preface 4

强脉冲光(intense pulsed light,IPL)自 1998 年问世已将近 20 年了,由于它既能改善皮肤色素、毛细血管扩张,又能收缩毛孔、刺激胶原再生,从而达到改善皮肤质地的"逆龄美容"作用,因此被赋予了一个众所周知的名字——光子嫩肤。虽然强脉冲光已广泛用于临床,但如果治疗者对其原理理解不清,对参数设置不当,则要么治疗过于"温和"乃至无效,要么由于对皮肤类型和适应证的分析偏差而产生一系列不良反应,有悖于治疗的初衷,这些都不是治疗者与被治疗者所愿见到的。对强脉冲光的临床经验作和长期疗效作一系统总结,的确很有必要。令人欣慰的是,陈平教授撰写的《激光美容实战图解:强脉冲光治疗学》一书的面世,顺应了这种要求,为广大医学美容从业者带来了福音。

陈平教授作为国内最早认识和使用强脉冲光的专家之一,在强脉冲光治疗各类皮肤美容问题上积累了极为丰富的临床经验,保存了大量的临床资料。她将这些资料加以系统归纳、整合,加上其自己独到的见解,汇成了本书的核心。本书从介绍美容激光的发展史娓娓道起,详细介绍了强脉冲光的临床应用和发展历程,系统阐述了强脉冲光的基础理论、相关概念、作用机制、参数设置原理、设备保养及对治疗环境的要求;尤其重点讲述了各种皮肤常见疾病的类型、临床实战操作技巧及长期疗效观察的结果。陈平教授的临床经验表明,只有选择合适的患者,掌握好治疗的适应证和禁忌证,合理设置各项治疗参数,才能尽可能减少和避免并发症,提高受治者的满意度。本书还介绍了当前强脉冲光的最新进展,以及如何联合其他光电设备、填充技术等以达到更优化的效果。这些对一线的临床医生都有着很高的实用价值和指导作用。

作为国内知名的整形美容专家,陈平教授临床经验丰富、治学严谨、善于思考,深得患者信赖和同行尊敬;陈教授通过第三方盲评的方法在长达 12 年的时间里,对强脉冲光治疗 5400 多例近 30 000 人次的大样本进行了细致深入的观察,很好地回答了强脉冲光长期疗效和安全性这样一个大家共同关心的问题,得到了国内外同行的普遍认可。美容激光的不断发展和设备的更新换代,给广大爱美人士提供了更多的选择。但是如何将一项技术发挥出其最大的治疗作用,是每一位医学美容从业者所追求的。本书作为目前国内关于强脉冲光治疗学的专著,内容翔实、图文并茂,紧密结合临床,用通俗易懂的方式表述强脉冲光的系列理论和操作流程,同时又保持了应有的专业性,是作者长期临床经验的凝练和总结。我们相信,陈平教授的这本著作一定能使各位读者获益良多,为医学美容行业的规范和良性发展添砖加瓦!

复旦大学附属华山医院皮肤科激光美容中心主任
中国医师协会美容与整形医师分会激光美容专委会主任委员
卢忠
2017 年 8 月于上海

前言

Foreword

我从 1998 年在广东省整形外科年会上认识美容激光至今，已近 20 年。2000 年起，我在国内率先在整形美容领域使用激光美容技术（维纳斯 Q 开关和可调脉宽激光、LIGHTSHEER 半导体激光）成功治疗各种色素性病变和血管性病变、去除色素性毛发的。美容激光在治疗病变的同时，不会给皮肤留下瘢痕而且可使皮肤更为靓丽，这就是激光的"选择性光热作用理论"。美容激光的诞生应用弥补了手术刀的不足同时给整形外科医生提供了一个更广阔的治疗空间。从 2000 年我用激光治疗第一个病人开始，每一例病人每一次治疗的参数及照片都被记录保留在案（当然也包括强脉冲光的治疗过程），十六年过去了科室也储存了各类激光治疗的病例达 18 万份之多。

2001 年我在国内几乎最早认识了强脉冲光（intense pulsed light，IPL），开始了解"光子嫩肤"的概念并接受了长达一周的强脉冲光治疗的理论培训、亲身体验和操作实习。随后，2002 年设备到步，从半边面部对照做起，给病人、给旁观者展现即刻可见、立竿见影的无创"光子嫩肤"。这种治疗，可以去除或淡化皮肤色素和斑点、治疗毛细血管扩张症和痤疮、皮肤年轻化，且治疗后无需休假。随着光子嫩肤无创技术逐步推广，随着 1 次、2 次、5 次⋯⋯ 10 次、20 次、30 次、60 次治疗的开展，一年、二年、三年、五年、十年、十五年过去了，每一次当病人来到诊室门口时，我都会看到一张张经过强脉冲光治疗的脸是越来越洁净，越来越光亮了。这样显著的治疗效果都源于对强脉冲光理论体系的充分理解，对皮肤类型和病变的正确判断，对治疗效果或者副反应的详尽记录，并对此进行分析判断以修正下一次的治疗（参数）。2014 年，我在哈佛大学威尔曼激光实验室 DR. Rox Andersan 教授的指导下，我的团队通过第三方盲评的方法对治疗随访时间长达 12 年的 5300 多例近 30 000 人次的 IPL 治疗大样本观察发现，IPL 治疗光老化皮肤的有效率达 88.24%，IPL 联合其他技术治疗肤质明显改善有效率为 96.45%。这项研究证明了 IPL 光子嫩肤疗程逆转肌肤衰老的神奇功效。2016 年 3 月，我们所著论文 "A Retrospective Study on the Clinical Efficacy of the Intense Pulsed Light Source for Photodamage and Skin Rejuvenation" 在美国 *Journal of Cosmetic and Laser Therapy* 杂志（SCI 检索）发表，文中数据总结对全球临床强脉冲光（IPL）的应用有实际的指导作用。

然而，多年来在与同行交流中，我们发现大家对强脉冲光的治疗原理、各治疗参数的概念和意义的认识模糊不清、一知半解,以致治疗达不到预期的效果、甚至无效,有的治疗者甚至认为"没反应"就以为是"无创嫩肤";又或对各类型的皮肤或者治疗的目的诊断不明确,以致参数选择不当而造成过多并发症的发生,进而引起医疗纠纷,令大众对光子嫩肤的"无创治疗"望而却步。面对此现状,我们决心将我们多年来对 IPL 深入的理论认识、娴熟的操作技术和丰富的临床经验撰写成书,希望能给各位同行提供一份有指导意义的参考。

本书从介绍美容激光的发展史开始,详细介绍强脉冲光的临床应用和发展历程,介绍强脉冲光的理论、相关概念、参数设置原理;设备的保养及对治疗环境的要求;从了解各种皮肤常见疾病的类型选择适当的病人,掌握治疗的适应证和禁忌证,尽可能避免并发症。书中详细介绍了强脉冲光的操作技巧,对操作者进行规范化的培训以避免并发症和医疗事故的发生;针对不同的皮肤类型,选择合适的波长、脉宽、能量密度、脉冲数、脉冲延迟时间等确保每一次治疗均有效。激光是我们工作的工具,好的激光设备往往价格不菲,严格的操作规程和设备保养十分重要;术后的护理是治疗效果的有效保障,联合治疗是取得高效的强力手段;近两年强脉冲光 OPT 治疗又有了新进展——AOPT 的应用,这都在本书中一一进行了详述。

近年来,因我个人的身体原因,本书的撰写被搁置三年。去年重新拾起,恰逢又开展了 OPT 新技术 AOPT 的应用研究;这是作者十七年来在临床一线持续使用强脉冲光和激光的实际经验总结或者可以说是作者对"选择性光热作用理论"的理解和升华,这也许是目前国内关于强脉冲治疗学的第一本专著,作者在书中通过图文并茂、文字通俗易懂的方式表述强脉冲光的系列理论和操作流程,希望对从事整形美容、皮肤科美容的医务工作者有所帮助。然而,由于作者本人知识水平和精力有限,对新的观点和技术可能孤陋寡闻,书中有的观点或有不当之处,希望各位同行专家不吝批评和指正。

陈平

2017 年 8 月于佛山

广东省佛山市第一人民医院整形美容科

目录

Catalogue

第一章　美容激光及强脉冲光技术发展史

Chapter 1　Development History on Cosmetology Laser and Intense Pulsed Light Technology

激光,英文"Laser",为:light amplification by stimulated emission of radiation 的首字母缩略词,意即受激辐射式光频放大器。受激辐射的概念,早在 1917 年由爱因斯坦提出。当第一台激光器(红宝石激光器)被美国休斯飞机研究实验室的 Maiman 博士研发出来时已是 1960年。从此激光开始应用于医学领域。1963 年,美国皮肤病学专家 Goldman 等在各种良性皮肤损害和文身上,试用了这台原型的红宝石激光器。以后在整个 20 世纪 60 年代,国外主要用红宝石和玻璃脉冲激光治疗皮肤黑色素瘤,然而,该激光治疗在技术上没有重大的突破。1970 年,CO_2 激光因具有切割、止血、气化和碳化的物理特性已被用于临床,但当时是作为重型设备在外科开始使用。那时候 Goldman 等首次用连续波的 CO_2 激光治疗颈部的基底细胞癌和皮肤血管瘤。由于 CO_2 激光能够连续提供有效的功率和能量密度,克服了上述红宝石激光的治疗缺点,从而掀起激光医疗的热潮,CO_2 激光被广泛用于汽化尖锐湿疣,治疗皮肤各种良性赘生物、癌前期病变和毛细血管扩张病变等。但是,也由于 CO_2 激光的连续波输出,对组织的热损伤是非选择性的,激光作用时间过长引起组织过多的热损伤,那么治疗的结果是病灶消退伴随着瘢痕的产生。临床见得最多的就是用 CO_2 激光去除皮肤黑痣以后留下凹陷性瘢痕(图 1-0-1),还有激光切割皮肤伤口的延迟愈合。到了 20 世纪80 年代,哈佛大学威尔曼激光实验室有了重大的发明创新,实验中有效地控制了激光脉冲的持续作用时间(超脉冲模式),把不需要的热损害减少到最小化,有效地减轻了瘢痕的形成。但这还不能起到真正的"激光美容"作用。

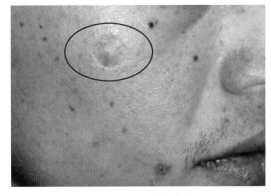

图 1-0-1　凹陷性瘢痕

到 20 世纪 80 年代"选择性光热作用理论"的诞生拉开了激光美容的序幕。那就是特定波长的激光、脉冲作用时间和能量密度能特异性地作用于某种皮肤特殊靶组织并造成其破坏而不影响其他结构。这一理论起源于鲜红斑痣的治疗。如果恰当地冷却皮肤,某种波长的光就能只被血红蛋白吸收,从而只作用于皮下血管。20 世纪 90 年代初,Q 开关激光治疗皮肤色素性病变比如太田痣、雀斑、日光斑、色素性文身几乎取得完美的效果,我们可以

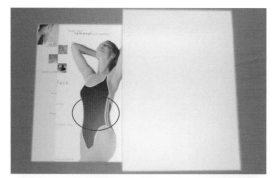

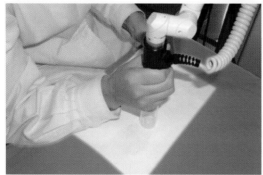

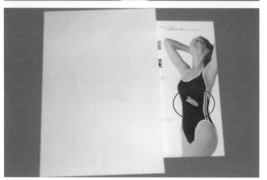

图 1-0-2　激光去除色素示意图
白纸代表表皮,黑衣服图案代表皮下色素,
激光穿透白纸将黑衣服图案色素爆破,而白纸完整

看到当激光发射时迅速通过表皮、皮下色素爆破去除而表皮完整(图 1-0-2)。Q 开关激光可以干净地去除文身、文眉和文眼线逸出的色素(图 1-0-3),呈现真正意义上的激光美容,该激光也被称为"美容激光",病灶消退皮肤完好不留痕迹。20 世纪 90 年代中后期,可调脉宽倍频激光治疗皮肤血管性病变取得了较好的临床效果;翠绿宝石激光、长脉冲红宝石激光和半导体激光脱毛的出现几乎将激光美容推向一个新浪潮,因为在以前色素性毛发的去除可以说是不在临床基本医疗的范围(图 1-0-4)。记得当时上述激光能治疗皮肤色素性病变、血管性病变和去除色素性毛发,中国人简称的"去红""去黑"

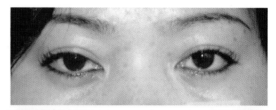

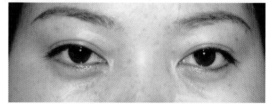

图 1-0-3　文眼线逸出的色素

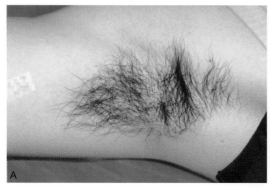

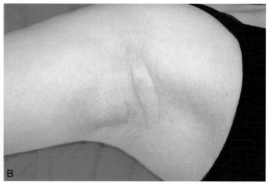

图 1-0-4　激光脱毛前后对照
A. 治疗前　B. 治疗后

几乎成了激光美容的代名词。同时,高能超脉冲CO_2激光、ER激光的投入使用使皮肤磨削术、嫩肤术在欧美国家迅速兴起,然而,超脉冲CO_2激光用于嫩肤为有创治疗,其术后红斑过长(图1-0-5),这剥脱性的创伤性的嫩肤治疗在中国和亚洲黄皮肤人种脸上使用易留下色素还是未能被广泛接受。

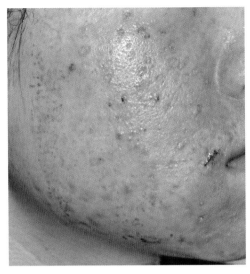

图1-0-5 CO_2激光治疗术后红斑

1998年,美国首次报道了强脉冲光(intense pulsed light,IPL)嫩肤技术,并迅速风靡世界。强脉冲光用于治疗光老化的皮肤,它能同时祛除皮肤色素、治疗毛细血管扩张、收缩毛孔、刺激胶原再生而改变皮肤质地;没有误工期,无需休假;按疗程5次治疗,3~4周一次;4~5个月可改变皮肤老化的状态。除面部皮肤以外,颈、胸部、手部甚至全身皮肤都可治疗。国内以此宣传推广,称之为"光子嫩肤",2001年在国内迅速展开并且沿用至今。该非剥脱性的嫩肤治疗可以说是美容激光发展的第二阶段。

2002年10月,我们开始使用光子嫩肤,那时几乎是在国内公立医院开展最早的科室。使用前,关于强脉冲光,笔者接受了美国老师整整1周的理论和操作培训并亲自体会,面部仅1次治疗马上感觉皮肤绷紧感,同事们都能看出我面部皮肤的光彩。然而,如何直观地让患者感受什么是"光子嫩肤"呢?于是到了中午我选择给同事做了半边脸的治疗,下午请来诊者看看,马上能看出那边脸较光亮,这就是"光子嫩肤"的效果。由此拉开了"光子嫩肤"的序幕,至今10年过去了已完成5600多例,近30 000人次的治疗,求诊者还乐此不疲。我们通过长达12年的临床病例大数据的报告证实:光子嫩肤能逆转皮肤的衰老,光子嫩肤可作为皮肤抗衰老的手段之一。

与此同时,激光皮肤重建的射频(radiofrequency,RF)技术也已推出。RF是一种高频交流电变化的电磁波,皮肤及皮下组织的带电粒子在电磁波的作用下通过磁场的震荡摩擦而产热,热能使真皮的胶原纤维收缩和变性,胶原重塑。

2003年,在哈佛大学威尔曼激光实验室又有了重大发现,那就是"局灶性光热理论(fractional photothermolysis)"的诞生。研究发现,当CO_2激光束呈细小、微孔状、阵列模式排列照射正常组织甚至非正常组织比如瘢痕时,这组织得以迅速地重建修复再生。这种"fractional"局灶性的激光照射模式"fractional laser"被称为点阵激光。2004年,当哈佛大学威尔曼激光实验室的专家Dr.Rox Anderson首次发表研究结果,证实该局灶性光热刺激组织使之得以迅速修复再生的机制用于瘢痕和嫩肤的治疗后,该理论在全球迅速推广并在近10余年被广泛地应用于临床。点阵激光微剥脱的微创治疗模式具有安全、有效、创伤小、恢复快的特点,深受医师、患者的喜欢,这开启了激光美容的新时代。同时,CO_2激光脉宽精确地控制在0.8毫秒,热损伤得以控制,用于美容手术中的切割避免了切口瘢痕的产生;同一台CO_2超脉冲点阵激光有0.2mm直径的手具用于手术切割;1mm直径的超脉冲手具用于靶组织的气化;切换点阵模式手具可用于每1mm皮肤的嫩肤治疗,确保改善皮肤的质地,使皮肤年轻化,而且只需6天的时间皮肤已完全修复。如此,真正达到激光美容的要求。这可以归纳为激光美容的第三阶段。

随着 CO_2 激光点阵的问世,ER 激光点阵以及近红外波段的激光如 1550、1540、1440、1410、1320nm 等的点阵模式也投入使用,宛如点阵"超市",各设备各有特点都有不同的临床适应证和嫩肤美容效果。

综观美容激光的发展,从 20 世纪 80 年代的"选择性光热作用理论"的诞生到 21 世纪初的"局灶性光热理论",美容激光的应用已走过将近 30 年。激光设备的设计理念、技术创新、智能化的操作使美容激光能被广泛地应用于整形美容外科和皮肤科。医师们掌握了美容激光设备的使用使广大的病人享受激光美容成为可能。本书将从光子嫩肤(强脉冲光)如何使皮肤年轻化、如何令 10 年的肌肤逆龄讲述光子嫩肤(强脉冲光)的临床应用、并发症的预防和处理以及面部综合皮肤问题如何与 Q 开关激光、点阵激光等多种美容激光的联合应用。

（陈平　Michael H. Gold　杜学亮）

参 考 文 献

1. Goldman L, Blaney DJ, Kindel DJ, et al. Effect of the laser beam on the skin. Preliminary report. The Journal of investigative dermatology, 1963, 40: 121-122

2. Anderson RR, Parrish JA. Selective photothermolysis: precise microsurgery by selective absorption of pulsed radiation. Science, 220: 524-527

3. Castro DJ, Saxton RE, Fetterman HR, et al. Bioinhibition of human fibroblast cultures sensitized to Q-switch II dye and treated with the Nd: YAG laser: a new technique of photodynamic therapy with lasers. The Laryngoscope, 1989, 99: 421-428

4. Weiss RA, Weiss ME, Goldman MP, et al. Pulsed carbon dioxide laser resurfacing of photo-aged facial skin. Archives of dermatology, 1996, 132: 395-402

6. Ruiz-Esparza J, Gomez JB. The medical face lift: a noninvasive, nonsurgical approach to tissue tightening in facial skin using nonablative radiofrequency. Dermatol Surg, 2003, 29: 325-332; discussion 332

7. Manstein D, Herron GS, Sink RK, et al. Fractional photothermolysis: a new concept for cutaneous remodeling using microscopic patterns of thermal injury. Lasers Surg Med, 2004, 34: 426-438

第二章　激光与强脉冲光的物理学基础

Chapter 2　Physics Foundation of Laser and Intense Pulsed Light

在学习强脉冲光知识之前,我们必须学习激光物理学的相关概念。所有的激光平台均有着相同的基本结构和基本概念,牢牢掌握和理解这些概念将为我们使用好手上的激光器或创造出最佳疗效提供有效的帮助。

激光或光子(强脉冲光)、半导体、气态、固态、频率、能量密度、功率密度等这些名词经常在学术会议上被提及;对于种类繁多、型号各样的激光器以及各种激光器的参数与用途,整形科医师、皮肤科医师以及美容外科医师们常不知如何选择;如果对这些机器的工作原理,如输出的能量(能量密度)、输出的能量种类(波长)以及能量输出时间(脉宽)没有一个基本理解,临床医师将难以合理地选择合适的治疗参数和选项。他们甚至可能不清楚何种波长的激光适合治疗何种特殊的皮肤疾患。每当我演讲完毕在会上或会后被同行问得最多的是:什么激光最好? 我通常会问:您是整形医师、皮肤科医师还是美容外科医师? 您每天接诊的病人要解决的问题最多的是什么? 事实上,我们选择激光器的依据首先是要符合患者的治疗要求或临床适应证或者皮肤类型,根据特定激光系统的某项功能或物理特性来进行治疗。比如患者全面部皮肤老化:眼睑皮肤松弛形成眼袋,皮肤表面赘生物及小黑痣,皮肤毛孔粗大,皱纹出现,要想同时解决上述问题,我们可利用 CO_2 激光具有切割、止血以及点阵模式可刺激皮肤再生的特性,选择超脉冲 CO_2 点阵激光,用 0.2mm 直径的切割手具行眼袋切除术、用 1mm 的超脉冲手具汽化赘生物和小黑痣,然后再切换具有嫩肤功能的点阵手具行全面部和眼睑皮肤甚至颈部皮肤的嫩肤治疗;当点阵嫩肤术后皮肤出现红斑反应时,我们又可以选择强脉冲光行"去红"治疗,以缩短红斑反应期。了解这些激光基础知识不仅能让医师正确地选择、使用这些激光机器,还能使其知道如何使激光机器创造出最佳的临床、美容效果并减少副作用。

第一节　什么是激光
I　**Laser Definition**

一、激光与强脉冲光

激光利用一种激发源(通常是另一种激光或闪光灯)驱使光子从激光工作物(可以是气体、晶体或半导体)中递送出一种高度相干和方向单一的光束,后者是一种高强度的光,能被聚焦或非聚焦方式地应用。当使用单色性、相干性和平行性等术语来形容激光束的时候,我们仅仅想表示激光是一种在时间上和空间上相干的单色光,且光束平行。如图 2-1-1 激光示意图,激光就如穿同样衣服骑自行车同一方向行驶的车队。而强脉冲光有很大不同,强脉冲光是非相干性、多色性和非平行性的。当使用激光时,光束是笔直向前的,而使用强脉冲光时,光束是发散的。如图 2-1-2 强脉冲示意图,强脉冲光如穿不同样衣服骑自行车向不同方向行驶的车队。

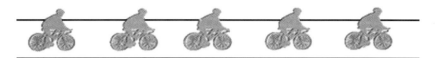

图 2-1-1　激光示意图

同一自行车队中的运动员,大家都穿着同样的运动服,在北京繁忙的大街上骑行。道路笔直,没有分叉,
所以大家只能以同样的速度,往一个方向骑,就像激光一样,光路笔直,单波长,单一颜色

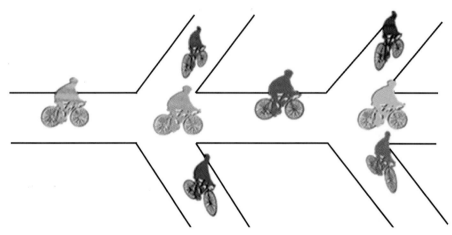

图 2-1-2　强脉冲光示意图

在一条有很多分叉的马路上,很多来自不同自行车队的运动员在骑行,他们穿着不同的运动服,并且各自有不同的方向,速度也不一样。就像强脉冲光,由多个不同波长和频道的光组成,因而颜色和速度也不同,并且在方向上,也是发散的

二、滤光片的使用

激光和强脉冲光这两种能量都可作用于皮肤。

大部分的脉冲光装置使用滤光片滤过可见光,通过保护组织中的非靶组织以避免并发症。通常只有波长大于某个特殊波长的光可照射至组织。例如,一种滤光片在治疗红色血管性疾病是滤过了作用于黑素性老年斑或色素的激光。

第二节　激 光 参 数
Ⅱ　**Laser Parameter**

一、波长

可见光和红外光就像其他类型的电磁波一样,可以用连续性波的形式来描述,波长就是两个波峰之间的距离,通常以纳米(nm)为单位。激光的波长和频率成反比,当频率增加,波长相应变短(图 2-2-1)。而光速则是频率和波长相乘的结果。不同波长的光对皮肤可产生不同的作用(参看本章第三节)。激光装置能产生波长和频率高度一致的光。

二、脉冲宽度

脉冲宽度,简称"脉宽",是指激光真正作用于组织的时间,也是整个激光能量释放的时间。通常使用单位:毫秒(ms)、纳秒(ns),科技日新月异现在还有微秒(μs)、皮秒(ps)和秒(s)级的脉宽激光。在相同功率输出的情况下,脉宽越窄峰值功率越高,脉宽越长峰值功率越低(图 2-2-2)。

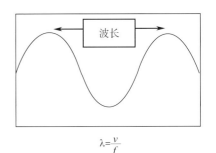

图 2-2-1 波长示意图

上图公式为:波长 = 波速 / 频率,波速和频率共同决定了波长。就像导弹会跟踪特定的目标,特定波长的光能作用于特定的色基

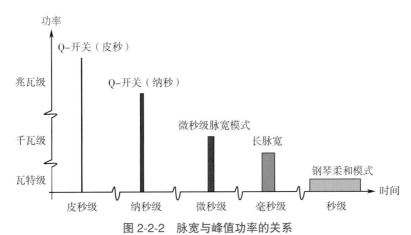

图 2-2-2 脉宽与峰值功率的关系

脉宽越窄峰值功率越高,脉宽越长峰值功率越低

在治疗表皮或真皮的色素基团组织时,选择短脉宽,高的能量密度瞬间让能量进入皮肤的靶组织黑素基团中使其爆破,产生光声效应,比如纳秒、皮秒的 Q 开关激光;而在一些情况下,我们使用长脉宽激光将激光能量分布在较长的时间内进入皮肤,并以非特异的方式加热相对大的靶组织和区域,这尤其适合肤色较深的人以减少表皮色素沉着(PIH)副作用的发生,比如:脱毛治疗时选择长的脉宽用于深肤色的治疗,对深肤色的皮肤进行光子嫩肤治疗或对皮肤血管性病变的治疗等选择相对长的脉宽,一般毫秒(ms)级脉宽。因为,当脉宽小于色素基团的热弛豫时间(数毫秒)时,激光的能量就蓄积在色素基团里面;当脉宽大于色素基团的热弛豫时间时,激光的热量将散发到色素基团以外及深部的组织中。在选择性光热治疗中,靶目标的大小决定了我们选择合适的脉冲宽度,这样能使靶目标较为合适地吸收激光的能量。对于表皮质量小的组织的治疗选择短脉宽,对于深层质量大的组织(血管和毛囊)的治疗则需要长脉宽,当脉宽增加时(假设是一种持续不断的照射)的激光作用可以减少对表皮的热损伤。持续的长脉宽激光治疗才能使皮下的真皮组织起到一个匀质化的加热作用。优化脉宽的治疗能取得治疗效果最好而表皮的损伤最小的效果。

时间单位的换算　1 秒(s)=10^3 毫秒(ms)

$\qquad$ 1 毫秒(ms)=10^3 微秒(μs)

$\qquad$ 1 微秒(μs)=10^3 纳秒(ns)

$\qquad$ 1 纳秒(ns)=10^3 皮秒(ps)

$\qquad$ 1 皮秒(ps)=10^3 飞秒(Fs)

三、能量密度和功率密度

能量密度被认为是输出能量的总量。它的单位是 J/cm^2 或 mJ/cm^2(1J=1W·s);而功率密度是 W/cm^2,这是计算能量的另一种方式。

在激光/强脉冲光的治疗中,能量密度是决定治疗效果的重要因素之一,同时也是并发症发生的因素之一。每一种靶组织都需要一定量的能量来破坏它,通常,在同等条件下靶组织的量越大需要使之破坏的能量就越大。根据选择性光热作用理论的原理,在正常组织受到保护的同时(不产生并发症),激光治疗的能量密度是越大越好。

四、工作频率

工作频率是单位时间内发射激光的次数,是衡量激光装置运转有多快的指针,单位是赫兹(Hz)。

在使用 Q 开关激光治疗皮肤色素性病变时,可选择频率 1、2、3、5 或 10Hz,那么操作者移动手具(光斑)的速度要随之加快而匹配,以免光斑重叠局部能量过大造成组织不必要的损伤。Er 激光点阵和 CO_2 激光点阵也有类似的频率选择,建议初学者或操作不熟练者暂且从低频率做起。

五、光斑

这是发射光的内径,也就是每一种光源所发射激光的治疗范围有多大。光斑的大小是指激光治疗时光束照射在皮肤上的面积大小。光斑越大,光线的能量在皮肤表面的汇聚越大,热量的传导越深。

治疗时,光斑越大其覆盖范围也越大,治疗速度加快并增加了治疗后皮肤颜色的均匀性。我们选择非常大的光斑用于脱除背部、四肢的毛发。由于光斑中央的光子密度较高,而周围散射较多,与小光斑相比,治疗相同的病损时大光斑所需的能量要少。换言之,由于光子到达皮肤组织表面时会造成一定量的散射,光斑太小则能量未必能全部进入靶组织内(如波长 Q1064,能量 $6.0J/cm^2$ 时,2mm 光斑直径多不被选用);而光斑可调时,选择光斑的大小要和皮损病灶大小相匹配。比如,选用小的光斑用于小部位如上唇的脱毛。光斑直径大于靶目标的面积时又会造成皮肤不必要的损伤(如波长 Q532,光斑直径 3mm 用于治疗针尖大小的雀斑时,色素沉着将大于病灶)。

当能量一定时,光斑越大能量密度越低,光斑越小能量密度越高。相当于激光照射到不同面积的皮肤表面时,单位时间内皮肤升高的温度随着皮肤面积的大小而不同:面积越小,局部温度升高越快,也越容易发生热损伤,CO_2 激光 0.2mm 光斑的切割手具用于手术对皮肤的切割正是利用这一点,能精准地将皮肤切开;反之,面积越大,则温度升高越慢(图 2-2-3)。大多数激光器有多种光斑可供选择。

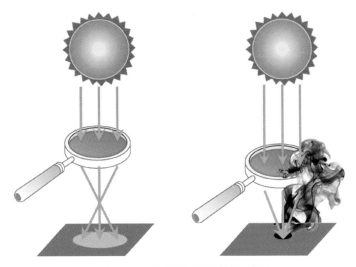

图 2-2-3　不同光斑的热效应示意图

当一定量的光能通过凹透镜后,纸张的位置不在焦点,纸张被加热的速度慢,不容易发生燃烧。而如果同样量的光能通过凸透镜被聚焦到纸上时,由于加热很快,纸很容易被烧着。就像将一定能量的光照射到皮肤上时,如果将光聚焦在皮肤上很小的一点,那么局部皮肤就能被快速加热,如果不慎,也容易导致灼伤。如果同样能量的光照在较大面积的皮肤上,那么加热的速度就比较慢

六、热弛豫时间

热弛豫时间(thermal relaxation time,TRT)是指靶组织将传导进来的能量 1/2 以上散发出去(由吸收的热量衡量)所需要的时间。小的组织或指表皮组织质量小吸收热很快,散热也快,即 TRT 较短;大块组织代表深部组织(血管和毛囊,或整块皮肤组织)吸收热很慢,散热的速度要比小块组织慢(图 2-2-4)。

热弛豫时间也与物体形状有关。对于一个相等的厚度,三种形态冷却的速度从快到慢依次是球形体、圆柱体、碟盘形。这恰好和皮肤中结构相对应:色素小体是椭圆形的,血管是圆形而组织层是碟盘形的。物体的热弥散

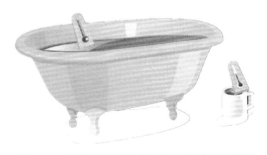

图 2-2-4　不同大小的体积与温度的关系示意图
这两个容器中的水起始温度是同样的。但是稍后我们就可以看到,体积比较小的容器中的水温比体积较大的容器中的水温降得快很多,因而具有较低的温度

(K)是用来描述它的热弥散能力的。热弥散性(K)等于热传导性和热容量比值的平方根。对于大多数组织来说,可应用一个简单的规则:当物体的大小以毫米为单位,热弛豫时间以秒为单位时,该物体的热弛豫时间约等于该物体大小(或尺寸)的平方。

在一定能量密度下,当脉宽小于靶组织的 TRT 时,将迅速加热特殊的靶组织(比如纳秒或皮秒级的脉宽激光治疗色素小体),随之热量从靶组织中散出,而不影响周围组织。对于组织层的加热则需要长的脉宽让更大剂量的光热进入组织层使其加热(比如 1064 秒级的超长脉宽激光无创祛眼袋及面部提升)。根据光热作用原理,只要使激光的脉冲持续时间小于或等于靶组织的热弛豫时间,就不会引起周围组织的热损伤。

在考虑激光对组织的加热和冷却的问题上我们必须牢记一些事情,其中之一就是在脉冲加热期间冷却也会同时发生。

第三节　光和组织的相互作用
Ⅲ　Interaction between Laser and Tissue

光与皮肤的相互作用能够产生不同的结果。一种光的物理特性和皮肤的组成成分构成了光疗作用的基础。激光器中产生的光,通常经由手柄作用于组织。手柄与纤维光纤或与在连接处设有定向反射镜的导光臂相连。通常,手柄中的光学构件可在和组织接触的某个特定距离上将光束聚焦成一个小光斑,另一类手柄可递送平行光束,即便距离长达数米光束也不发散。当光作用于皮肤时,会发生什么呢?

一、光到达皮肤表面时的反应

当激光接触组织时,会发生以下一些现象:反射、透射、散射或吸收(图 2-3-1),而荧光现象则常常用于诊断。

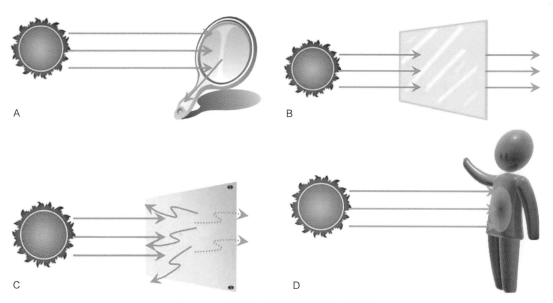

图 2-3-1　光到达皮肤表面的行为示意图
A. 反射　B. 透射　C. 散射　D. 吸收
光被吸收的时候能够使组织起反应

当光或者能量从表面被反射,表面通常没有变化(比如,光被镜子反射不会改变镜子的特性和材质,因此也没有反应发生)。当光或者能量透射过一种材料时,材料通常也没有变化(就像光透射过窗户不会改变窗户的特性和材质)。透射表示没有光能停留,因此也没有反应发生。当光或者能量散射过一种材料时,通常材料表面没有变化(比如光散射过毛玻璃不会改变其特性和材质,同样没有反应发生)。然而,被吸收的光线能够使组织起反应,这是我们激光治疗最关心的过程。

二、组织对光线的吸收

激光光线在组织中可以被色基（靶组织）、血红蛋白（氧合的或还原的）、黑素和水这些皮肤主要的内源性靶组织选择性地吸收。如果你打算使用激光紧肤，你的靶组织是真皮的水分，你就不能选择被皮肤黑色素或血红蛋白所吸收的波长。

靶组织对光线的吸收可以通过波长、功率、光斑和脉宽的选择来控制。对每一种靶组织而言，都需要对这四种参数进行特异性的选择。当这四种参数被恰当地使用时，就能够改变靶组织起到治疗作用，而且不影响周围正常组织，避免并发症的发生。

靶组织的特异性吸收和避免非靶组织的吸收对于激光治疗的最佳效果都是至关重要的。

第四节 选择性光热作用
Ⅳ Selective Photothermatology

一、选择性光热作用

早在 20 世纪 80 年代，Rox Anderson 和 John Parish 在 *Science* 杂志上发表了一篇重要的论文，介绍了选择性光热理论，该理论认为光线中特定波长的光能特异性地作用于某种皮肤特殊靶组织并造成其破坏而不影响其他结构。这一理论起源于鲜红斑痣的治疗。如果恰当地冷却皮肤，某种波长的光就能只被血红蛋白吸收，从而只作用于皮下血管。这种波长的激光避开胶原、毛干和其他皮肤结构，只作用于血管（图 2-4-1）。显示了多种激光使用的不同波长及它们所作用的不同色基。

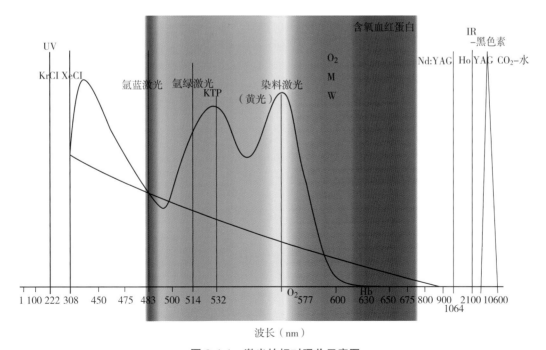

图 2-4-1 激光的相对吸收示意图

为了理解激光如何作用于皮肤,你必须了解水、脂肪、黑素和血红蛋白的吸收曲线。每种组分都有特殊的吸收曲线或最强作用的波长(图 2-4-2)。

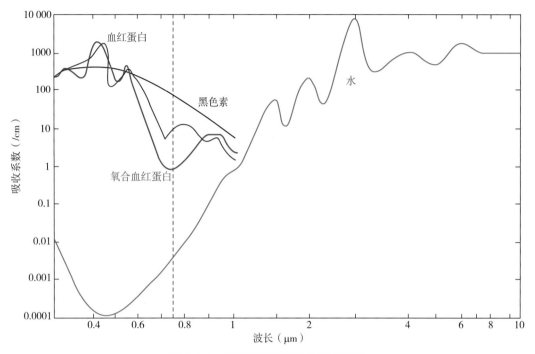

图 2-4-2 不同色基的吸收曲线示意图

1064nm 波长的激光选择性破坏皮肤靶组织中的血管,515nm 波长的激光可破坏色素,而 800nm 半导体激光可以选择性地由黑色素吸收并破坏毛干。如今幸运的是,我们有多种波长的激光可供选择,它们能被皮肤中的各种组织结构选择性地吸收。

值得注意的是,在 515nm 波长也可被血红蛋白的吸收,其吸收曲线的顶部几乎和黑色素的吸收曲线交会。那么,当治疗皮肤血管性病变选择该波长时必须注意黑色素的同时吸收及反应。因此,认清各种不同色基对光吸收的特性,对于靶组织进行安全有效的治疗就显得相当重要。

符合选择性光热作用的三个重要条件:波长、脉宽、能量密度。

二、为最佳疗效选择参数

使用知名公司设备的好处就是你准备使用的装置是被已深入研究和评价过的。各参数的标志与其实际的输出相匹配,当标志激光输出功率 10W 时,你会发现组织反应确实如此,以后你会很有信心地使用,当激光标志脉宽 30 毫秒,你也同样会坚信不疑。

30 年前,也许我们还不清楚破坏不同的靶组织所需要的脉宽,并且我们也不知道使用多少能量才正确。如今,这一切都不困难了,激光可以从预先设定的机器中发射出,有不同的脉宽等参数可选择。而且,机器的参数都可调整,使得治疗有更好的个体适应性。

例如,对于亚洲人的皮肤,其治疗参数和白色人种或深色类型皮肤不同,那么我们在治疗中就必须考虑多种影响因素的原因。我们选择恰当的波长然后调整其他参数,这有助于避免副作用。了解亚洲人皮肤的特性和不同皮肤类型生理学知识对于治疗也是非常重要的（参阅第四章）。

三、组织加热和冷却的重要性

激光设备设置了冷却装置,能很好地保护治疗部位的表皮免受多余热量的损伤和影响。常见的冷却是动态冷却装置喷射冷却剂,还有接触制冷、气冷和冷凝胶制冷等多种冷却方式。在合适的冷却温度下,激光仍然可以透过表皮到达靶组织,因而保护了表皮不影响周围组织而起到安全治疗作用。

四、光与组织的不同反应类型产生不同的效应

光与组织的不同反应类型将产生不同的效应,也就是说一旦激光或光能照射皮肤时可以产生不同类型的组织反应（图 2-4-3）。其中有:

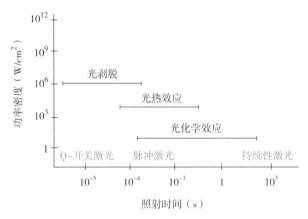

图 2-4-3　光 - 组织相互作用示意图

1. 光热效应　当激光或光能被色基吸收时产生光热效应,靶点被破坏。
2. 凝固　凝固指的是被照射组织的凝固。
3. 汽化　汽化指的是光能通路上组织的汽化、分离和破坏,例如见于 CO_2 和铒激光。
4. 光化学效应　光化学效应发生于有足够的能量被递送用于改变整个区域的组织结构,典型的例子见于 Q 开关能量系统用于治疗文身时。配合光敏剂的光动力治疗也可以通过上述效应达到治疗目的,例如用光动力治疗痤疮等。

第五节　强脉冲光的相关概念及设备
V　Concepts about Intense Pulsed Light and Equipment

"光子嫩肤"可能人们早有所闻,而"强脉冲光"人们会感觉陌生。记得 15 年前,光子嫩肤几乎是时尚美容的代名词,而时常可闻"彩光嫩肤"或"复合彩光嫩肤"等等,令人眼花缭乱!却少有人知道"强脉冲光"。然而,何为光子嫩肤?抑或强脉冲光?它是如何使皮肤嫩起来的?有效吗?经得起推敲吗?记得当时激光医学界的专家对这一不同于激光的治疗也

不置可否！至今也许很多人还不得而知。

一、强脉冲光的概念

强脉冲光（intensive pulse light，IPL）是一种多波长的光，经过滤光片滤过了500nm以下和1200nm（或900nm）以上的光，其光谱范围在500nm以上的可见光到近红外光的范围。那么，在这段光谱中（见电磁辐射光谱）包含有532nm（KTP、绿光）、577~630nm（Dye、黄光）、585~595nm（黄光）、694nm（Ruby、红光）、700nm（Alexandrite、红光）和1064nm（Nd：YAG不可见光）的可用光，当这段光谱作用于皮肤时可以同时令表皮色素减退、扩张的毛细血管收缩、毛孔缩小、皮肤质地改善。

强脉冲光的特点：能量也可以很高；可以单脉冲、双脉冲和三脉冲的形式发射，以利于不同肤色皮肤的治疗；各脉冲的脉宽可调，以利于不同病变的治疗；两脉冲之间有脉冲延迟时间可调，以利于表皮降温，表皮受到保护。由于强脉冲光有这些特点，只要选择恰当的参数都可用于不同类型的光老化皮肤的治疗。因此，这种技术一被引进国内，其英语中的photorejuvenation即被翻译成"光子嫩肤"（为便于描述以下章节均用"光子嫩肤"称之）。

强脉冲光最初是一种治疗皮肤毛细血管扩张的技术，经其治疗后患者皮肤外观（光老化皮肤）却意外获得较大的改善。光老化皮肤（图2-5-1）通常表现为皮肤色素斑的增加、毛细血管扩张和皮肤毛孔粗大、皱纹形成等皮肤质地的改变等，而常常这些特点不是单一存在的。要想对光老化皮肤治疗获得满意的效果，只有同时解决这四种皮肤问题，才能获得所谓的"嫩肤"的效果。正因为IPL是一种"复合光"，能量密度和脉冲宽度可调，经过IPL治疗后皮肤色素斑减淡（或）消除、毛细血管扩张改善（或）消除、皮肤光滑洁净、细小皱纹的消除、皮肤紧致等（图2-5-2），经过一系列的多次的治疗其综合疗效非常显著。我们通过对12年来坚持做光子嫩肤的求美者进行效果对比，对比结果发现，虽求美者年龄增长了10岁，但是肌肤没有衰老，而且变得更年轻、结实和有弹性，治疗前存在的肌肤问题也得到改善。经我们长达10年的临床研究资料观察5300多例经IPL治疗的光老化皮肤的有效性分析，光子嫩肤肤质明显改善的有效率达88.24%。而光子嫩肤联合其他技术联合治疗后肤质明显

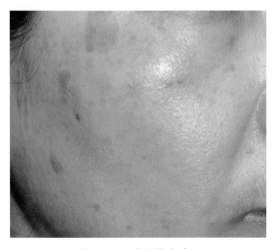

图2-5-1 光老化皮肤

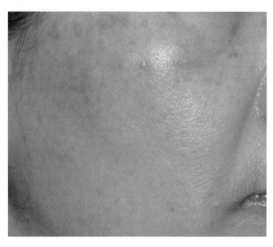

图2-5-2 经过IPL治疗后皮肤状态好转

改善的有效率达 96.45%。由此可见,强脉冲光的治疗的确起到"光子嫩肤"的作用如同"穿越 10 年逆龄术",在此其疗程治疗对肌肤瑕疵的持续改善起到关键的作用,光子嫩肤可以改变皮肤的老化状态并可作为皮肤抗衰老的有效手段之一。

IPL 是经过滤后发出的宽波段光谱(图 2-5-3)。

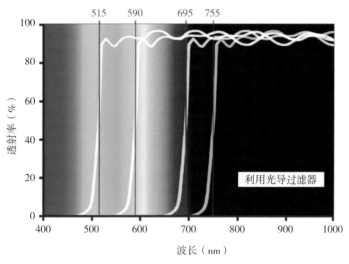

图 2-5-3 强脉冲光光谱图

二、强脉冲光的相关设备

强脉冲光是滤过性非相干性强脉冲光(intense pulsed noncoherent light,IPNL)(图 2-5-4)。其诞生于 20 世纪 90 年代中期,由 ESC-Sharplan(现为 Lumenis 公司)生产的第一代的光子设备为 PhotoDermVL,1994 年被试用于临床,1995 年被美国 FDA 正式批准用于治疗腿部血管病变。后来,美国医师 Dr.Pitter 用于治疗面部毛细血管扩张时发现面部皮肤光老化表现

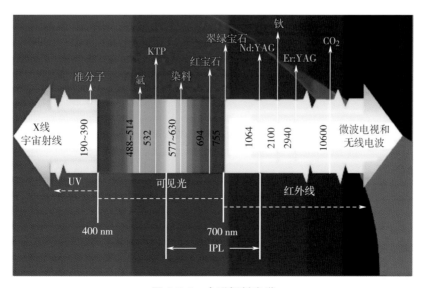

图 2-5-4 电磁辐射光谱

有所改善,得以用于治疗光老化皮肤而推广开来。近20年来设备不断开发和改进,先后有了第二代光子 Vasculight、第三代光子 Quantum SR、第四代的 Lumenis One 以及第五代的以OPT 为核心技术的 M22(图 2-5-5)。

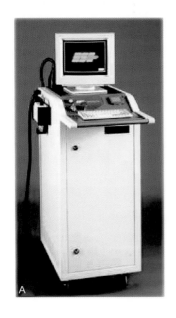
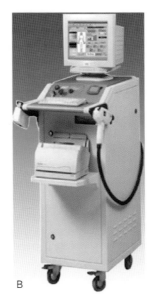
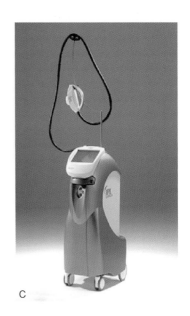

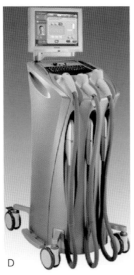
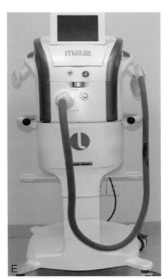

图 2-5-5 各光子仪器
A. 第一代光子仪器 PhotoDermVL　B. 第二代光子仪器 Vasculight　C. 第三代光子仪器 Quantum SR
D. 第四代光子仪器 Lumenis One　E. 第五代光子仪器 Lumenis M22

早期的 IPL 脉冲发射并不稳定,在开始工作时,由于灯管两端的电流较高,因此发射出来的脉冲能量瞬间很高(图 2-5-6);而在发射后期,由于电流的急剧减弱所发射的 IPL 脉冲能量迅速减弱,如此造成了能量输出不稳定,每个脉冲形成一个尖峰波,子脉冲的能量成递减状态而不能均衡地输出。那么稍高的能量则集中在表皮,临床可见表皮反应较重,不良反应较多,或烫伤或色素沉着。新一代的光子设备 Lumenis One(M22)具有优化脉冲技术(optimal pulse technology,OPT),它通过计算机精确控制灯管两端的电流,对强脉冲光的发生、发射全过程进行控制,获得均匀的光子和光子能量,使每一个脉冲都有均匀的脉冲宽度和均衡的能量(图 2-5-7),只需较低的能量和相关的有效参数可达到有效的治疗深度。因此。临床可看到如期的效果,当完全理解了 OPT 的理念后,其临床治疗操作融会贯通,其效果更是出神入化。作者观察到:1 次 OPT 的治疗等于 3 次既往 IPL 治疗的效果。作者是 2002 年开始使用 QuantumSR,而在 2009 年开始使用 Lumenis One(M22)的,两台设备的优劣比较和临床效果将在下面章节中描述。

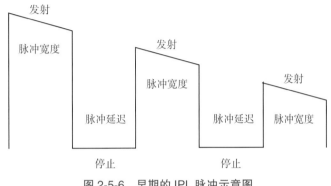

图 2-5-6　早期的 IPL 脉冲示意图

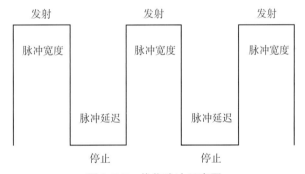

图 2-5-7　优化脉冲示意图

　　强脉冲光的应用有良好的美容市场。众多的激光公司也参加了市场的开发,如 Candela、Syneron、Cutera 和 Alma 等公司都纷纷推出自己的产品,各公司的产品各有特点,亦有相同之处,光谱范围均为 500~1200nm 或中间的区域(500~950nm Alma,以色列),脉宽均为毫秒级。适应证相似,都能解决一些临床问题和取得一定的疗效。但各公司的设备由于电源控制系统不同,滤光片(手具)的不同,所给的脉宽不同,临床疗效相距很大,功率也不能互为转换,疗效同比没有可比性。就作者而言,2004 年开始使用 Alma lovely-1(飞顿一号)(图 2-5-8A),对于设备的操控及疗效体会较深,不同的设备各有优缺点,可另有一番比较。而近 3 年推出的窄波强脉冲光(500~600nm)(图 2-5-8B)对雀斑和毛细血管扩张等血管性病变的治疗更有针对性。

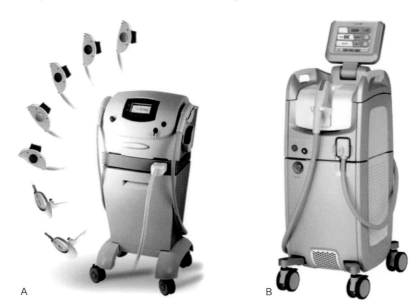

图 2-5-8　激光仪器图
A. Alma lovely-1（飞顿一号）　B. DPL 窄波强脉冲光 /LP1064 长脉宽激光

三、强脉冲光的相关参数

1. 波长（手具、滤光片）　波长在激光的应用中通常指激光的固有波段,它具有单色性,如:10 600nm CO_2 激光;2940nm Er 激光;1064nm Nd:YAG 激光;755nm 翠绿宝石激光;694nm 红宝石激光等等。而在强脉冲光的"波长"概念中,它不是单一的波长,是一段宽光谱。560,590,640 或 540,570 等手具代表的是 560~1200nm;590~1200nm;640~1200nm 或者是 540~950nm,570~950nm 的波段,通常我们称 560 手具、540 手具、640 手具等。数字小者称为短波手具,数字相对大则为长波手具。560 手具表示其滤光片滤过了 560nm 以下的光,光谱范围是 560~1200nm,为 560nm 有色光起至近红外的光谱;640 手具则表示其滤光片滤过了 640nm 以下的光,其光谱范围是 640~1200nm,为 640nm 有色光起至近红外的光谱(图 2-5-9)。

根据 Planck 定律,波长较长的光子所携带的能量要较短波长光子的能量低。而同时根据组织对光的吸收原理,波长越短表皮作用越重(表皮色素血管吸收峰所致),波长越长表皮作用越轻(表皮色素吸收少)。因此,在强脉冲光的治疗中,想治疗激进些,通常选用短波手具;而想治疗缓和些,则选用长波手具。对色素毛细血管较有效的治疗选择短波手具(Ⅰ型嫩肤);对皮肤质地改善则选择长波手具(Ⅱ型嫩肤)。随着光谱范围的延长,近红外光部分对水的吸收率则不断增加,1200nm 对水的吸收较 950nm 的高,则治疗时选择 560(或 640)~1200nm 手具较 570~950nm 手具更激进,反之则缓和些。

2. 脉宽　脉宽,指的是光作用于组织的时间,在强脉冲光的治疗中通常以毫秒(ms)为单位。强脉冲光与激光的最大区别在于脉宽可调。在光子嫩肤的治疗中,根据选择性光热效应的原理,能合理地调整脉宽有效地治疗色素性病变或血管性病变,为部分激光所不能。

当选择的能量密度一定时,选择短的脉宽则表示作用时间短,热量的作用则集中释放在表皮的浅层;选择长脉宽则作用时间长,热量渗透到深层。对于不同的病变的治疗,我们首先考虑第一脉宽的调整:当要去除表浅色素性病变时,表皮色素小体的 TRT 为数个毫秒(约

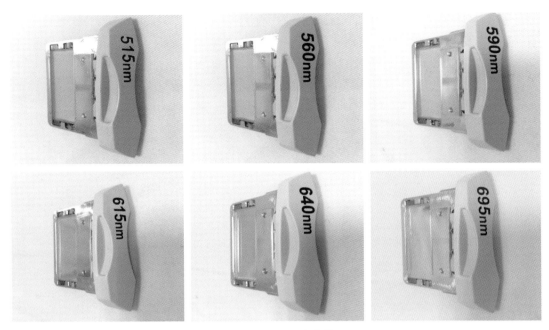

图 2-5-9 M22 滤光片

3~10 毫秒),利用光的光 - 声效应(爆破效应、单位时间内输出能量爆破色素),尽可能把第一脉宽缩窄,通常可选择设备所提供的最窄脉宽,如 Quantum SR 560 手具的 2.4 毫秒;M22 560 手具的 3.0 毫秒;飞顿 540 或 570 的 10 毫秒。因为,黑色素是包含在大小为 0.5~1.0μm 的黑色素小体中,有研究结果显示当脉冲宽度小于 100 纳秒时,激光能使黑色素崩解。强脉冲光的脉宽通常是毫秒级,比 Q 开关的纳秒级脉宽要长,还是未能达到完全的光声效应,还是热效应为多。因此,我们针对表浅色素的治疗则需尽可能将脉宽缩窄。当治疗毛细血管扩张等血管性病变时,将脉宽延长,则利用光的热效应,延长热渗透作用的目的是让表浅血管受热闭锁。通常把第一脉宽延长,可选择设备提供的最长脉宽,如:Quantum SR 560 的 3.0 毫秒,M22 590 的 9.0 毫秒,飞顿 570 的 15 毫秒。当肤色较深者选择光子嫩肤时,为了避免热量过于集中在表皮以降低表皮的色素反应,我们则要将第一脉宽延长。

强脉冲光的脉宽,应小于或等于色基(深部组织)的冷却时间(即热弛豫时间 TRT),这样使热量局限在靶组织内;同时它应大于表皮的冷却时间,这样可使热传导至周围组织,减少表皮的损伤。

3. 能量密度 能量密度,即光作用于每平方厘米面积的组织时的能量,也称流量(fluence),通常简称能量。强脉冲光的能量密度通常以 J/cm² 表示。在强脉冲光的治疗中,能量密度通常是最重要的治疗参数之一,它不仅决定了疗效,也在并发症的产生中起了关键性的作用(参考第六章)。一般来说,为了尽快地达到治疗效果,能量密度越高越好。然而,皮肤组织瞬间吸收的能量过高,超过其所能承受的极限时必将引起皮肤过度的热损伤(灼伤),引起水疱、色素沉着或者瘢痕形成。而过于保守的治疗,能量密度不敢提高,则组织不能达到有效的热效应,则起不到治疗或嫩肤的作用。尤如在高原地区,气压很低,水一直不能烧开达到 100℃的温度一样。

选择恰当的能量密度的标准是:在保证正常组织不受损伤的前提下能量越高越好。鉴于各类型皮肤的质地,治疗目标不同,我们只能在治疗观察皮肤终点反应时选择逐步调整能量密度以获取经验(起始能量),当有经验后则减少了很多中间环节,这将在后续的操作培训中描述。由于各设备提供的能量值不能互换,只能请大家在实际操作中多以体会。

4. 脉冲延迟时间 脉冲延迟时间是指 2 个脉冲光发射之间的时间间隔,即 2 个脉冲之间光作用暂停的时间(让靶组织冷却的时间)(图 2-5-10)。脉冲延迟时间以毫秒(ms)为单位。

光"照射"= 加热

光"停止"= 冷却

脉冲延迟时间:应小于色基的冷却时间,同时要大于或等于表皮的冷却时间,这样就保证在靶组织能够保持高热量的同时表皮又有足够的冷却时间。

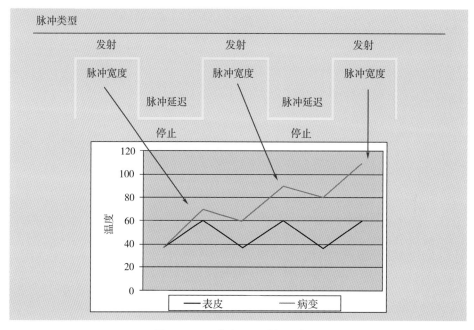

图 2-5-10 脉冲延迟时间示意图

图中所示,当脉冲发射时表皮和深层的靶基同时吸收光热和升温,脉冲延迟即发射暂停时,表皮及深部靶基均降温;第二个脉冲下来再升温,第二个脉冲延迟则再降温,再接着第三个脉冲下来再升温。如此,表皮的温度始终保持在 60℃,避免过度的热损伤,而深部的靶基则保持足够的热刺激,起到胶原重塑的作用。

5. 脉冲类型和脉冲数

(1)脉冲类型:第三代光子 Quantam SR 通常分为 1、2、3 型(Program 1./Program 2./Program 3.)(图 2-5-11A)。针对 Fitzpatrick 分型 Ⅰ~Ⅵ型皮肤的色素量不同限定了一些参数的选择。通常 Ⅰ~Ⅱ型皮肤选择 Program 1,Ⅲ~Ⅳ型皮肤选择 Program 2,Ⅴ~Ⅵ型皮肤或色素多的皮肤选择 Program 3.。而 M22 的选择更智能化的表现在接口上(图 2-5-11B)。

(2)脉冲数:有 1~3 个,有单脉冲、双脉冲和三脉冲之分,2 个以上的脉冲数其 2 个或 3 个脉冲之间就有 1 个或 2 个脉冲延迟时间,目的是让表皮适当冷却以得到最大的保护(图 2-5-11C、图 2-5-11D)。

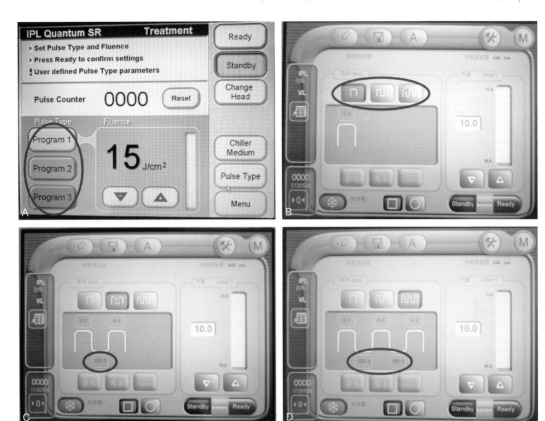

图 2-5-11 IPL 仪器的界面参数图

A. 第三代光子仪器 Quantam SR 脉冲类型 B. 第五代光子仪器 Lumenis M22 脉冲类型

C. 2 个脉冲之间有 1 个脉冲延迟时间 D. 3 个脉冲之间有 2 个脉冲延迟时间

6. 冷却 设备自身有接触式冷却系统,为了更好地让表皮降温,让表皮得到最大的保护。其中 Quantam SR 冷却系统还分为最大冷却和中度冷却(Chiller Max、Chiller Medium),当治疗血管性病变时,为了避免毛细血管过度地收缩则需要将冷却系统关闭(图 2-5-12)。

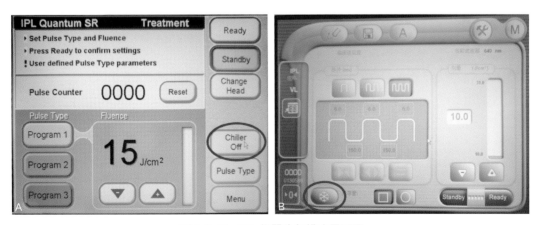

图 2-5-12 IPL 仪器冷却模式界面图

A. Quantam SR 冷却界面 B. M22 冷却界面

7. 校准系统　进口的光子设备都有校准系统,开机时自行检测以提示设备是否能正常运作。而 Quantam SR 还有治疗手具的能量校准系统,以检测治疗头的能量是否足够(图 2-5-13)。

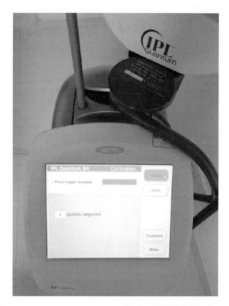

图 2-5-13　Quantam SR 治疗手具能量校准系统

（陈平　Michael H. Gold）

参 考 文 献

1. Anderson RR,Parrish JA. Selective photothermolysis:precise microsurgery by selective absorption of pulsed radiation. Science,1983,220:524-527

2. Izikson L. Laser photorejuvenation of Asian and ethnic skin. J Cosmet Laser Ther,2008,10:161-166

3. DiBernardo BE,Pozner JN. Intense pulsed light therapy for skin rejuvenation. Clin Plast Surg,2016,43:535-540

4. Friedmann DP,Fabi SG,Goldman MP. Combination of intense pulsed light,Sculptra,and Ultherapy for treatment of the aging face. J Cosmet Dermatol,2014,13:109-118

5. 周展超. 皮肤美容激光与光子治疗. 北京:人民卫生出版社,2001

第三章　强脉冲光技术的临床应用

Chapter 3　Intense Pulsed Light Technology Clinic Practice

第一节　强脉冲光技术的临床应用及原理

I　Intense Pulsed Light Technology Clinic Practice and Principle

强脉冲光技术的临床应用,就用于皮肤重建(光子嫩肤)而言分为:Ⅰ型嫩肤和Ⅱ型嫩肤;就临床治疗分类而言还可分为:色素性病变的治疗、血管性病变的治疗以及脱毛治疗。而在我们的临床中发现美白肌肤、去除皮肤"发黄"状态、治疗痤疮和对于黄褐斑、皮肤黑变病(图3-1-1)的治疗都颇有成效。

根据选择性光热作用效应的原理,光子嫩肤的作用过程是:特定光谱(如560~1200nm)强脉冲光照射皮肤时,强脉冲光光子携带足够的能量迅速透过表皮,小部分光子能量被表皮吸收,绝大部分光子能量选择性被皮下的色素基团和血红蛋白等靶基吸收并转化为热能,导致靶组织温度升高,高温使靶组织里的蛋白质发生凝固、碳化或汽化;热量传导至细胞周围,引起细胞的热损伤;靶组织细胞被破坏,分解形成碎屑或颗粒,被破坏的靶细胞碎屑或颗粒,被免疫系统巨噬细胞吞噬排出体外而清除(巨噬细胞反应)。因此,病灶逐渐变淡至消失,而同时皮肤或正常组织得到最大限度的保护;同时恰当的热刺激(真皮的温度达50~55℃)胶原蛋白得以重塑。该过程为激光选择性光热效应之"选择性热解作用"。

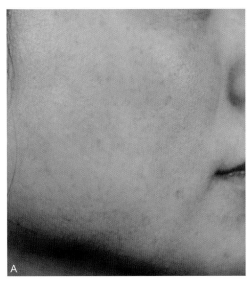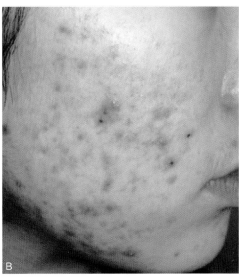

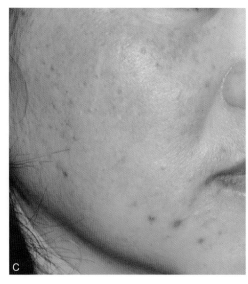
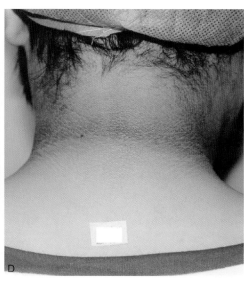

图 3-1-1　临床常见的皮肤问题
A. 皮肤"发黄"状态　B. 面部痤疮　C. 黄褐斑皮肤　D. 皮肤黑变病

随着强脉冲光治疗次数的增加,病灶中色素不断被消除,扩张的毛细血管不断收缩,胶原蛋白不断得到热的刺激而重塑,如此重复多次治疗皮肤结构得以重建(嫩肤)(图 3-1-2)。美国医师 David J Goldberg 曾对 IPL4 次治疗后皮肤的组织做了病理切片,可见:表皮细胞致密,皮下胶原排列整齐,皮肤结构得以重建(图 3-1-3)。

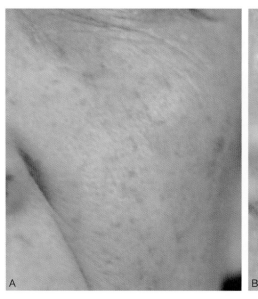
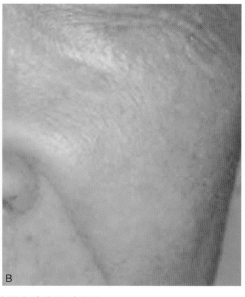

图 3-1-2　IPL 治疗前后皮肤外观对比图
A. 面部光老化皮肤治疗前　B. IPL5 次 6 个月后,皮肤色素减退、弹性增加

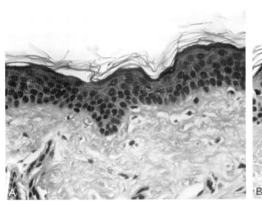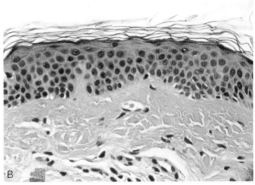

图 3-1-3　IPL 治疗前后病理切片对比图

A. 治疗前　B. 4 次 IPL 治疗后

第二节　强脉冲光对血管性病变的作用

Ⅱ　Intense Pulsed Light Treatment on Vascular Disease

强脉冲光对皮肤血管性病变的作用是：特定光谱（滤光片多选择 560、570、590）的强脉冲光光子照射于皮肤病变的血管，血红蛋白吸收光能后转化为热能，使血液凝固；而血管壁产生热介导性损伤，血管闭锁；血凝块和细胞残余颗粒被自身免疫系统巨噬细胞吞噬后排出而清除（图 3-2-1）。其过程是利用光的热效应。

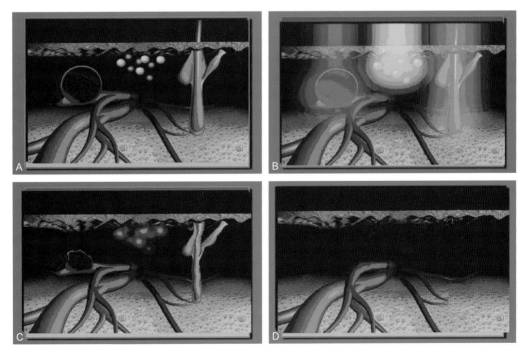

图 3-2-1　强脉冲光对皮肤血管性病变的作用过程图

A. 皮肤异常血管　B. 激光穿透皮肤，被血红蛋白吸收　C. 血管闭锁

D. 血凝块和细胞残余颗粒被自身免疫系统巨噬细胞吞噬，皮肤血管分布恢复正常

对于毛细血管扩张、酒渣鼻、外伤性瘢痕的血管增生期、痤疮皮肤红色瘢痕期以及皮肤黑变病都在此治疗范围内。

临床可见：血液凝固时皮肤异常血管即刻反应为变灰；周围血管微红表示局部炎症反应；血管收缩表示血管壁塌陷（图3-2-2）。

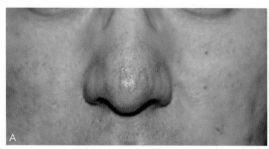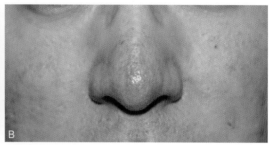

图 3-2-2　酒渣鼻治疗前后
A. 酒渣鼻丘疹脓疱期，可见毛细血管扩张　B. IPL 治疗后即刻反应

第三节　强脉冲光对色素性病变的作用
Ⅲ　Intense Pulsed Light Treatment on Pigmented Lesion

强脉冲光对皮肤色素性病变的作用是：特定光谱（滤光片多选择 560、570、590）的强脉冲光光子照射于皮肤的色素基团（如黑色素或文刺染料颗粒），光子被色素基团吸收后转化为热能导致温度升高，黑素体被热和冲击波破坏分解，黑色素被分解成数个微粒，而含有色素的细胞（色素细胞和角质细胞）被破坏，色素颗粒及细胞碎屑被自身免疫系统的巨噬细胞吞噬逐一排出体外而清除（图3-3-1）。

对色素的作用过程是强脉冲光选择性光热分解造成靶组织的机械性损害（光声效应）。对于光老化黑子、色素、雀斑、雀斑样痣、外伤性色素沉着等的治疗都在此范围内。

临床可见：皮肤色素即刻反应变灰即黑色素被击碎，随后变黑（图3-3-2）；周围组织微红即局部炎症反应表现。

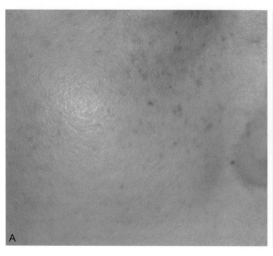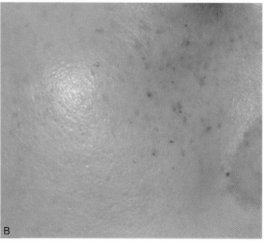

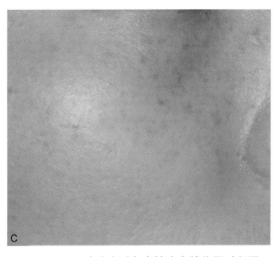

图 3-3-1　强脉冲光对色素性病变的作用过程图
A. 面部雀斑　B. 黑色素体被热和冲击波破坏分解,色素颗粒及细胞碎屑被自身免疫系统的巨噬细胞吞噬
C. IPL 治疗 1 次 6 个月后

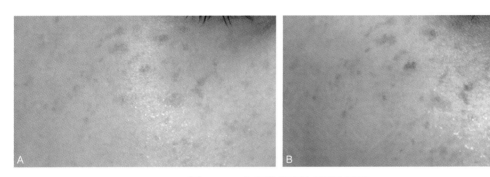

图 3-3-2　色素性病变治疗即刻反应
A. 面部雀斑　B. IPL 治疗后即刻反应

第四节　强脉冲光对皮肤结构的作用
Ⅳ　**Intense Pulsed Light Treatment on Skin Texture**

强脉冲光的近红外波段(700~1200nm)靶目标是水,该波段对水有良好的刺激并且穿透深度可达 0.5mm 以上足以到达真皮层。当光子携带足够的能量通过表皮作用于真皮层时,含有水分的胶原蛋白吸收热能,当真皮受热温度达 50~55℃时诱导了胶原蛋白的热损伤,产生光热作用,胶原纤维收缩,可见皮肤外观短期的致密;进而胶原纤维发生变性、破坏和再生,新的胶原纤维形成,致皮肤外观长期的致密。该过程与第一节的描述相同,为激光选择性光热效应之"选择性热解作用"。对于痤疮皮肤、毛孔粗大或粗糙的皮肤都在此范围内。临床治疗即刻反应只有轻微白皙,不可见到即刻的收缩反应,需多次治疗后可看到效果(图 4-1-1)。

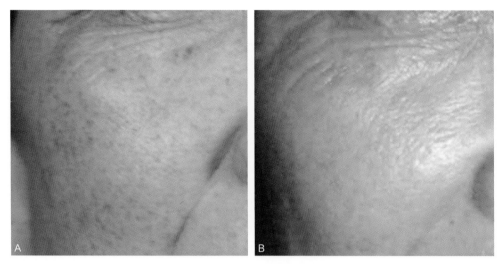

图 4-1-1 强脉冲光疗效对比图
A. 治疗前 B. 5 次治疗 6 个月后

（陈平 Michael H. Gold）

参 考 文 献

1. Green D. Photothermal removal of telangiectases of the lower extremities with the Photoderm VL. J Am Acad Dermatol, 1998, 38: 61-68

2. Bitter PH. Noninvasive rejuvenation of photodamaged skin using serial, full-face intense pulsed light treatments. Dermatol Surg, 2000, 26: 835-842; discussion 843

3. Tanaka Y, Tsunemi Y, Kawashima, M. Objective assessment of intensive targeted treatment for solar lentigines using intense pulsed light with wavelengths between 500 and 635 nm. Lasers Surg Med, 2016, 48: 30-35

4. Marmur ES, Phelps R, Goldberg DJ. Ultrastructural changes seen after ALA-IPL photorejuvenation: a pilot study. J Cosmet Laser Ther, 2005, 7: 21-24

第四章　皮肤的分型及常见色素性、血管性皮肤病

Chapter 4　Skin Types and Common Pigmented and Vascular Lesion

在 IPL 的治疗中,熟悉皮肤的分型和了解常见损容性皮肤病对于增加疗效和减少副作用尤为重要。皮肤损容性疾病众多,这里只针对我们在治疗中常遇到的皮肤疾病做一些简单的阐述。

第一节　皮肤的结构与分型

Ⅰ　**Skin Structure and Types**

皮肤是人体与外界环境直接接触的重要器官,由表皮和真皮构成,借皮下组织与深部组织相连。表皮位于皮肤的表层,从基底到表面,依次为基底层、棘层、颗粒层、透明层和角质层。真皮位于表皮的下方,主要由结缔组织构成,分为乳头层和网状层。皮下组织位于真皮的下方,由疏松的结缔组织和脂肪组织构成,将皮肤与深部组织相连,并使皮肤具有一定的活动性。皮肤的功能主要有屏障作用、调节体温、分泌排泄、吸收、感觉、代谢和参与免疫等。

1975 年,哈佛大学医学院的皮肤科专家 Thomas Fitzpatrick 博士提出 Fitzpatrick 皮肤分型,它是按每个人肤色的基因特点,以及在一定剂量的日光下暴露后,皮肤晒伤或晒黑的程度将皮肤分为 6 种类型,并以罗马数字Ⅰ~Ⅵ表示,分型范围从肤色非常浅为Ⅰ型到非常深为Ⅵ型。此皮肤分型方法被作为皮肤治疗的观察终点,以及判断哪些人容易患皮肤癌症(表 4-1-1,图 4-1-1)。

表 4-1-1　Fitzpatrick 皮肤类型分型

皮肤类型	皮肤颜色及代表人种	皮肤反应
Ⅰ型皮肤	白皙,肤色很浅;头发红色或浅金色;巩膜蓝色;北欧人	总是晒伤,但不晒黑。患皮肤癌、黑色素瘤的风险很高。
Ⅱ型皮肤	肤色较浅,较白;头发红色或金黄色;巩膜蓝色、黄褐色或绿色;高加索人	总是晒伤,但很少晒黑。患皮肤癌、黑色素瘤的风险较高。
Ⅲ型皮肤	乳白色皮肤;瞳孔及头发颜色都较淡;高加索的白种人	有时晒伤,有时晒黑。可能患皮肤癌、黑色素瘤。
Ⅳ型皮肤	褐色肤色;典型地中海人、高加索人皮肤	容易晒黑,但很少晒伤。仍有患皮肤癌的风险。

续表

皮肤类型	皮肤颜色及代表人种	皮肤反应
V型皮肤	皮肤深褐色,中东人西班牙人,亚洲人皮肤	很容易晒黑,但几乎不会灼伤。仍有患皮肤癌的风险,可能患肢端黑色素瘤。
VI型皮肤	皮肤黑色,黑人皮肤	不会灼伤。仍然有皮肤癌的风险,患肢端黑色素瘤的风险较高

Fitzpatrick 皮肤类型,测试标准有以下两个组成部分(基因特点和日晒后的皮肤反应)。		分数
瞳孔颜色是: 浅蓝色,浅灰色或淡绿色 =0 蓝色,灰色或绿色 =1 黄褐色或浅褐色 =2 深褐色 =3 黑褐色 =4	皮肤日晒后的反应是怎样的? 总是灼伤,有水疱和脱皮 =0 经常灼伤,有水疱和脱皮 =1 有时灼伤 =2 很少晒伤,几乎没有 =3 从不晒伤 =4	0~6　I型皮肤 总是灼伤,但不晒黑
头发自然颜色是: 红色或浅金色 =0 金黄色 =1 深金色或淡棕色 =2 深棕色 =3 黑色 =4	皮肤会晒黑吗? 从不会,总是灼伤 =0 很少 =1 有时候会 =2 经常 =3 总晒黑 =4	7~13　II型皮肤 几乎总是灼伤,但很少晒黑
		14~20　III型皮肤 有时灼伤,有时晒黑
皮肤自然颜色(日晒前)是: 象牙白 =0 白色或苍白 =1 接近于灰棕色,带点金色 =2 橄榄色或浅棕色 =3 深棕色或黑色 =4	晒黑后肤色有多深? 从不加深或很少 =0 轻轻加深 =1 明显加深 =2 非常深 =3 皮肤自然颜色是黑的 =4	21~27　IV型皮肤 容易晒黑,但很少灼伤
		28~34　V型皮肤 很容易晒黑,但几乎不会灼伤
在无暴露区域的皮肤有多少斑或痣? 很多 =0 几个 =1 若干 =2 很多 =3 没有 =4	面部皮肤对日晒有多敏感? 非常敏感 =0 敏感 =1 正常 =2 有抵抗力 =3 很有抵抗力或从未出现问题 =4	>35　VI型皮肤 不会灼伤

图 4-1-1　Fitzpatrick 皮肤类型测试

　　在长期 IPL 治疗中发现,随着治疗次数的增多,皮肤色素的减少,皮肤类型可以从VI型或V型向IV型甚至III型转变,提示我们逐渐逆转皮肤的衰老(图 4-1-2)。

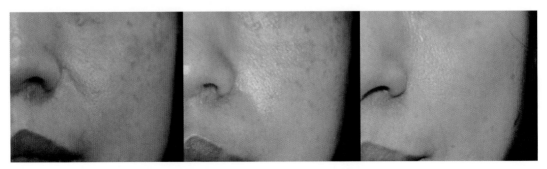

图 4-1-2　长期 IPL 治疗逆转皮肤的衰老
从左至右,随着治疗次数增加,皮肤类型从V型向III型转变

基于 Fitzpatrick 皮肤分型,在临床上我们将亚洲人的肤色也分为 6 种类型,并以此为依据为患者制订合适的治疗方案(图 4-1-3)。

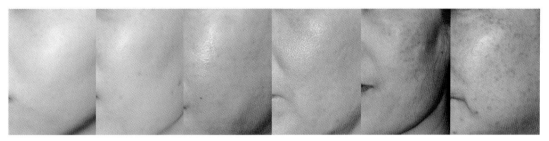

图 4-1-3　亚洲人肤色的 6 种类型
从左往右依此为 Ⅰ 型、Ⅱ 型、Ⅲ 型、Ⅳ 型、Ⅴ 型、Ⅵ 型皮肤

第二节　光老化皮肤
Ⅱ　Photoaging Skin

暴露部位的皮肤长期受到日光照射引起的皮肤损害,过早地出现老化。表现为皮肤干燥、皱纹、色素沉着或色素脱失、皮肤颜色不均匀、毛细血管扩张等,甚至可能出现各种良、恶性肿瘤,如日光角化病、鳞状细胞癌、恶性黑素瘤等(图 4-2-1)。

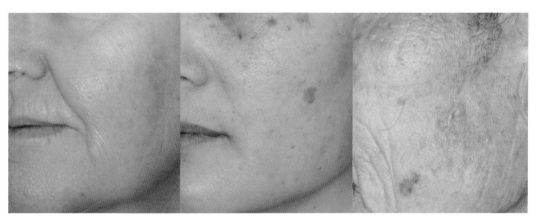

图 4-2-1　光老化皮肤的外观
从左至右依次为,皮肤干燥、皱纹;色素沉着、皮肤颜色不均匀;鳞状细胞癌

人体皮肤结构分为 3 层:表皮层、真皮层和皮下组织。表皮层含有 5 层细胞,称为细胞层,其基底层含有黑色素细胞也称为色素细胞层。基底层的细胞有修复功能,当表皮受损时,基底层细胞迅速再生以修复表皮,故表现为色素增多。当皮肤受到日光的损害时,首先表现为表皮细胞的脱水,细小皱纹的出现,皮肤色素的加深,即"晒黑",更严重的晒伤则可能色素细胞坏死致色素脱失形成白斑。

真皮层由胶原纤维、弹力纤维和网状纤维组成,构成了皮肤的"弹簧支架",真皮层也叫做纤维层。日光对皮肤伤害较大的是中波与长波紫外线。中波紫外线到达皮肤时,有 70%

被表皮最外层的角质层吸收了，有 20% 到达了表皮层的下层，有 10% 穿透了表皮层，到达了真皮层的上层。真皮纤维层受损后弹性下降产生中重度皱纹。真皮层含有毛细血管网，当皮肤出现毛细血管扩张的表现时提示真皮已受损。

皮下组织层含有脂肪、血管、神经、皮脂腺和汗腺。皮肤受损或衰老出现时，表现为皮下脂肪萎缩、血管弹性下降所致的皮肤营养不良，皮肤松弛；皮脂腺分泌减少，皮肤失去滋润感。

皮肤的衰老主要分自然衰老和光老化两种形式。年轻时，皮肤组织很饱满，但随着年龄的增长，皮下组织开始萎缩，胶原蛋白减少。皮肤最大的杀手是紫外线，就是所谓的"光老化"。早期光老化仅表现为轻度色素改变，无角化，可以稍微化妆或者不化妆，无皱纹；进而皮肤开始出现褐色斑点及角化，平行微笑线开始出现，即运动性皱纹，需要开始化一些基础妆；随着光老化的进一步加重，皮肤出现明显的色斑，毛细血管扩张，可见角化及静止性皱纹，要化比较重的基础妆；最严重的皮肤光老化，皮肤晦暗无光泽，皱纹非常明显，化妆亦不能遮盖，甚至出现皮肤肿瘤。

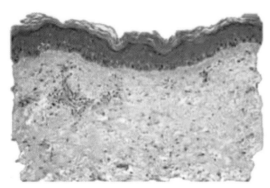

图 4-2-2　光老化皮肤的病理切片

光老化皮肤的特征性病理改变：表皮变平，表皮黑素细胞及朗格汉斯细胞减少，色素形成减少，真皮乳头层纤细弹性纤维数量减少，网状真皮胶原束粗糙、排列紊乱，弹性纤维减少（图 4-2-2）。

光老化带来的后果有深皱纹、色斑、肤色不均、癌前病变等，而自然老化带来的结果只有细纹、松弛和良性肿瘤。

光老化比较普遍，尤其是在强光照射情况下，人的面部容易出现皱纹。高原地区居民或长期在户外工作的及海洋作业的人群，出现皱纹比同年龄的人要早，而且容易出现"刀刻状"皱纹。

《新英格兰医学杂志》于 2012 年 6 月发布了一张照片，是一个 66 岁老人的脸部特写，左右边脸的对比令人吃惊：右半边脸是 60 多岁的样子，但左半边脸却非常苍老，皮肤严重松弛下垂，长满菱形皱纹，看起来足有 80 多岁。这个老人是美国的一名送奶工，30 年来每天开着卡车送奶，左边脸靠着车窗，长期日晒，于是衰老得非常快。

第三节　脂溢性角化病
Ⅲ　Seborrheic Keratosis

脂溢性角化病也称老年疣，病因不明。多发生于中老年，30~40 岁以后常见，好发于面部、头皮、躯干、上肢等部位；初起为针头大小淡黄色斑块，逐渐增大为淡褐色至深褐色稍隆起的扁平丘疹，表面呈颗粒状，稍有光泽，边界清楚，色素均匀，最后变成一表面覆盖油腻性鳞屑的扁平乳头样肿块。偶有痒感，损害可为 1 个，但通常多发，形状为圆形或椭圆形（图 4-3-1、图 4-3-2）。

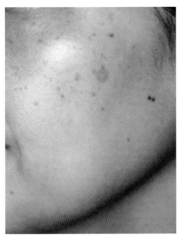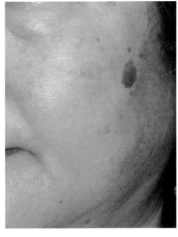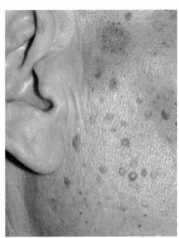

图 4-3-1　脂溢性角化病的表现

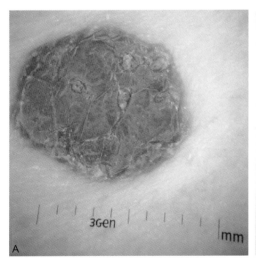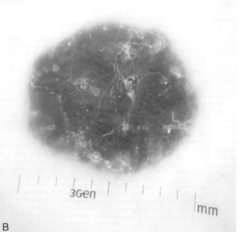

图 4-3-2　脂溢性角化病的结构
A. 非偏振光及 B. 偏振光皮肤镜下,均可见典型的假性角囊肿结构

　　脂溢性角化病的常见特征性病理改变为:表皮角化过度,基底样细胞和鳞状细胞增生,棘层不规则增厚,伴假性角囊肿,基底与两端正常表皮平齐(图 4-3-3)。

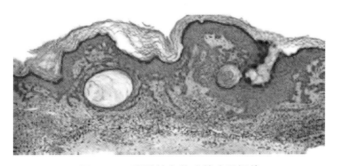

图 4-3-3　脂溢性角化病的病理切片

第四节　雀　斑
IV　Freckle

雀斑是一种常染色体显性遗传性皮肤疾病。皮损呈斑点状,浅或深褐色,如针尖至 3mm 大小,斑点孤立存在而不融合成片。好发于双颊部和鼻梁部,也可泛发至整个面部甚至颈部、手背等暴露部位,发病年龄多在 5~6 岁,多见于女性,男性亦可见。有夏重冬轻、日晒后加重的特点(图 4-4-1)。

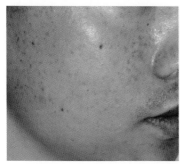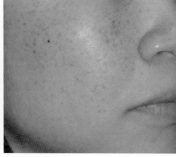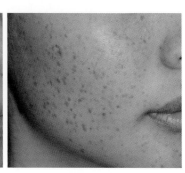

图 4-4-1　雀斑的表现

皮肤镜下的雀斑,常是边界清晰、边缘不规则的多角形浅表色素斑片。组织病理:表皮结构正常,角质形成细胞过度的色素沉着,皮突无明显延长,黑素细胞数量并不增加(图 4-4-2)。

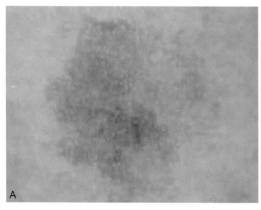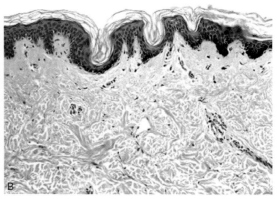

图 4-4-2　雀斑在皮肤镜下的表现及病理表现
A. 雀斑在皮肤镜下的表现　B. 雀斑的病理表现

第五节　黄　褐　斑
V　Melasma

黄褐斑俗称"蝴蝶斑""肝斑"或者"妊娠斑"。主要发生在面部,以颧部、颊部、鼻、前额、颏部为主,为边界不清的淡褐色或深褐色斑片,对称分布(图 4-5-1)。

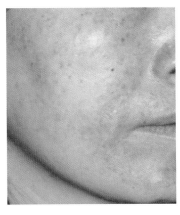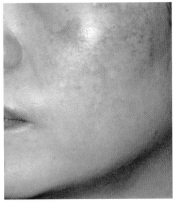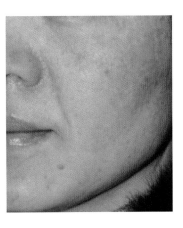

图 4-5-1 黄褐斑的表现

黄褐斑的原因不明。通常与肝肾疾病、内分泌、情绪和日晒有关。女性多见,与内分泌有关,尤其与女性的雌激素水平有关,月经不调、服避孕药、妊娠、妇科肿瘤也是重要因素。肝功能异常、慢性肾病都可出现黄褐斑,男性也可出现黄褐斑,日晒和精神因素会加重本病。

皮肤镜下可见皮肤色素弥漫性加深,局部呈云雾状分布,边界模糊不清。病理特征:色素颗粒存在于黑色素细胞、角质形成细胞或真皮嗜黑色素细胞中,且色素颗粒可位于表皮和真皮之间来回波动(图 4-5-2)。

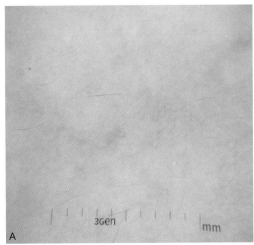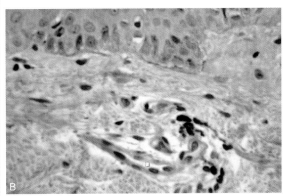

图 4-5-2 黄褐斑在皮肤镜下的表现及病理表现
A. 黄褐斑在皮肤镜下的表现 B. 黄褐斑的病理表现

第六节 痤 疮
VI Acne

寻常痤疮(acne vulgaris)常称为"青春痘"(acne juvenilis)。是一种毛囊、皮脂腺的慢性炎症性疾病,主要发生在颜面及胸背等皮脂腺分布丰富的区域,故油性皮肤多见。有自限性,皮损呈多形性改变。如:粉刺、丘疹、脓疱、结节、囊肿或聚合型改变。青春期后,大多痤愈或减轻。以往痤疮被认为是皮脂腺疾病,实质上损害包括毛囊、皮脂腺及表皮(图 4-6-1)。痤疮早期治疗的目的是为了防止瘢痕的形成。

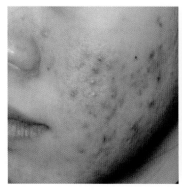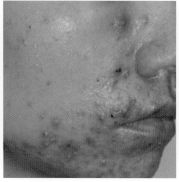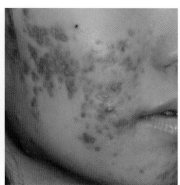

图 4-6-1 痤疮的表现

病理特征:PAS 染色,在扩大的毛囊腔内可见大量圆形或卵形的芽生孢子聚集成堆,直径为 2~5μm。偶见单个、小群或成簇分布。HE 染色,表皮轻度角化增厚,毛囊上部及周围有单核细胞聚集,附近真皮有淋巴细胞和组织细胞在血管周围浸润。有时可见少数中性粒细胞浸润(图 4-6-2)。

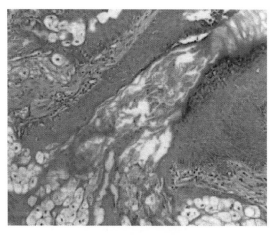

图 4-6-2 痤疮的病理表现

第七节 皮肤血管性病变
VII Skin Vascular Lesion

皮肤血管性病变包括血管瘤及血管畸形两大类,前者是由血管内皮细胞增殖而形成的真性肿瘤,而后者则是由不同类型血管,如动脉、静脉或毛细血管先天发育异常而构成的畸形。它们可发生于全身体表各个部位,如眼睑、外鼻、口唇等面部暴露部位,除给患者造成美容缺陷外,严重还可引起相应的功能障碍,给患者及其亲属带来极大的心理负担。这里主要介绍几种常见的皮肤血管性病变。

1. 草莓状血管瘤　是一种常见的婴幼儿良性肿瘤。多发于颜面部,呈鲜红色,突出皮肤凹凸不平,似草莓状(图 4-7-1)。

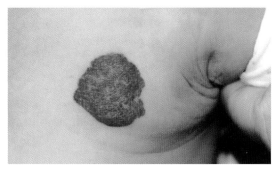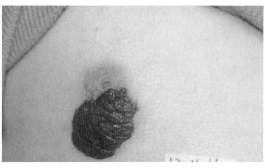

图 4-7-1　草莓状血管瘤的表现

皮肤镜下可见鲜红色弥漫的血管团结构(图 4-7-2)。病理改变:皮下组织内可见多叶性增生灶,由大量血管腔隙组成,内衬分裂活跃、饱满的内皮细胞。随着皮损演进,血管增大并扩张,内皮细胞趋于扁平成熟(图 4-7-3)。

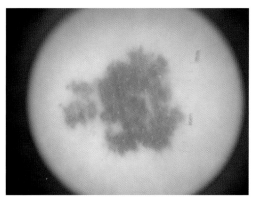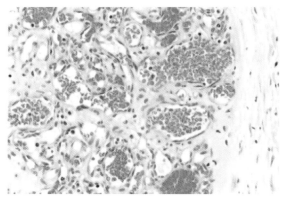

图 4-7-2　草莓状血管瘤在皮肤镜下的表现　　　　图 4-7-3　草莓状血管瘤的病理表现

70%~80% 的草莓状血管瘤患儿在 5~7 岁时可自行消退,因此早期是否需进行治疗尚无统一意见,多数人倾向对于 5 岁以内的婴幼儿,皮损发展缓慢者暂且不必急于治疗,对于发展快、消退可能性不大者则应早期治疗,尤其是位于五官附近或外阴、肛周等部位的血管瘤,若肿瘤增长迅速,将严重影响小儿的外貌、功能和发育,并对患儿的家长造成很大的压力,应积极采取安全、有效的方法及早进行治疗。

2. 鲜红斑痣　鲜红斑痣(nevus flammeus)又称葡萄酒色斑(port wine stains),俗称"红胎记"。鲜红斑痣多发于颜面部,呈鲜红或紫红色,与皮肤表面平,至成年后,病灶可发生增厚,并形成众多大小不等的结节(图 4-7-4)。

鲜红斑痣治疗前后皮肤镜下对比,可见畸形、异常扩张的血管数量减少,即刻反应显示可见血液凝固,血管腔呈点状、短线状发紫(图 4-7-5)。

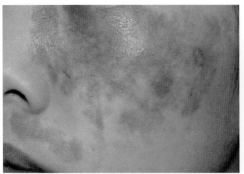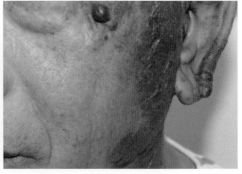

图 4-7-4　鲜红斑痣的表现

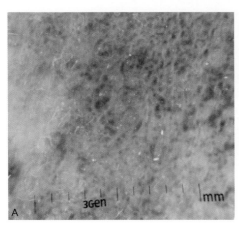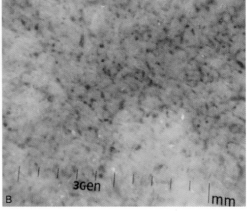

图 4-7-5　鲜红斑痣治疗前后皮肤镜下对比
A. 治疗前　B. 治疗后

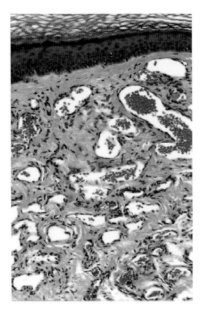

图 4-7-6　鲜红斑痣的病理改变

病理特点为真皮中大量扩张充血的毛细血管,本质是一种先天性的脉管畸形(图 4-7-6)。

3. 海绵状血管瘤　海绵状血管瘤(cavernous hemangioma)是一种病变位于皮肤和皮下组织的低流量静脉畸形,也可发生在黏膜下、真皮深部、肌肉甚至骨骼。一般出生时即出现,有持续存在和不断发展的趋向,发展缓慢,常在儿童期或青春期增大,成人期增大则不明显,有些病例会自然消退(图 4-7-7)。

病理改变:由大量多腔性、紧密相接的薄壁血管腔组成,互相贯通、高度扩张,覆有扁平内皮细胞的扩张血管增生,界限不清,管壁厚度不一(图 4-7-8)。

蔓状血管瘤是一种特殊的海绵状血管瘤,它的特点是在较稳定的血管畸形的基础上合并动 - 静脉漏,性质是高血流量先天性动 - 静脉畸形,瘤体一般随年龄增大而进行性扩张,也有经过数年稳定期后突然迅速加重,除日益影响外观及功能外,甚至可累及心功

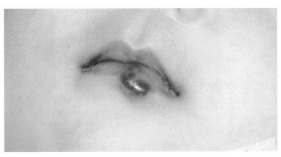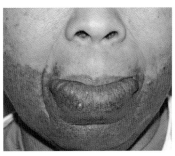

图 4-7-7 海绵状血管瘤的表现

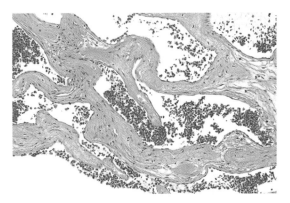

图 4-7-8 海绵状血管瘤的病理表现

能而危及生命,此外,蔓状血管瘤几乎无消退可能,妊娠期病情有加速发展的倾向。

4. 毛细血管扩张症 毛细血管扩张症(telangiectasia)是皮肤和黏膜的表浅小血管因种种原因呈持续性扩张,形成红色或紫红色斑状、点状、线状或星芒状损害。毛细血管扩张分为原发性及继发性两类。前者原因不明,后者可继发于炎症、外用激素类药膏和长期不良化妆品的使用、紫外线过度照射均可引起。毛细血管扩张全身各处的皮肤均可发生,最令人关注的是发生在面部皮肤上的持久存在的,肉眼可见的星网状、蜘蛛爪状的血管扩张性改变(图 4-7-9,图 4-7-10)。

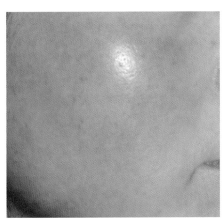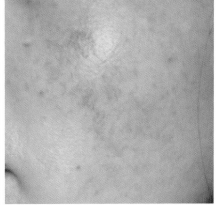

图 4-7-9 毛细血管扩张症的表现

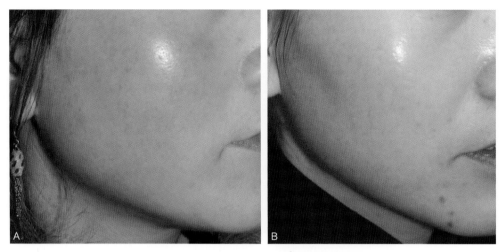

图 4-7-10　毛细血管扩张症治疗前后对比
A. 治疗前　B. 治疗后

　　染料脉冲激光治疗血管扩张后的皮肤镜改变,可见即刻反应的紫癜及一次治疗后局部血管中断、消失(图 4-7-11)。

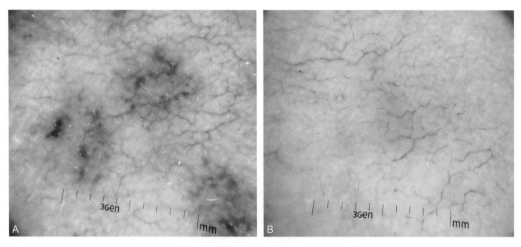

图 4-7-11　染料脉冲激光治疗血管扩张后的皮肤镜改变
A. 治疗后即刻的反应　B. 一次治疗后局部血管中断、消失

　　5. 酒渣鼻　酒渣鼻表现为鼻部红斑,树枝状毛细血管扩张,皮脂溢出,毛孔粗大,严重者出现结缔组织增生,鼻赘形成(图 4-7-12)。
　　皮肤镜下可见菱形、椭圆形的毛孔扩张,伴粗大的毛细血管(图 4-7-13)。
　　酒渣鼻毛细血管扩张治疗前后皮肤镜下可见血管消失、闭塞,即刻反应疗效明显(图 4-7-14)。
　　6. 下肢静脉曲张　下肢静脉曲张表现为腿部浅蓝色静脉弯曲扩张,严重者呈团状(图 4-7-15)。

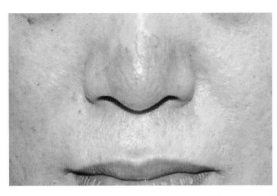
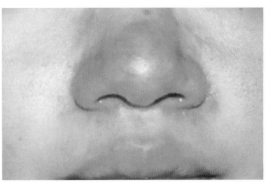

图 4-7-12　酒渣鼻的表现

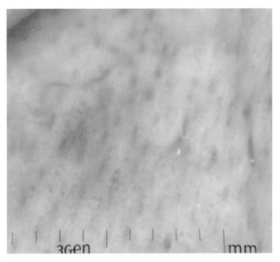

图 4-7-13　酒渣鼻在皮肤镜下的表现

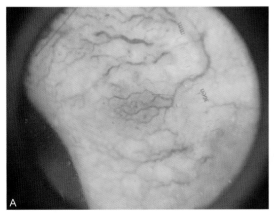
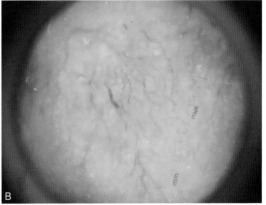

图 4-7-14　酒渣鼻毛细血管扩张治疗前后皮肤镜下的表现
A. 治疗前　B. 治疗后即刻反应

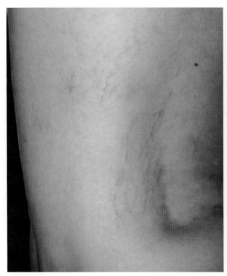
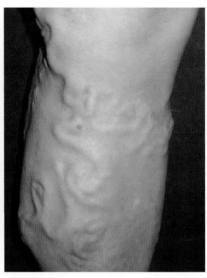

图 4-7-15　下肢静脉曲张的表现

7. 西瓦特皮肤异色病　西瓦特皮肤异色病是一种皮肤毛细血管扩张性的病变,可同时有色素性和血管性改变。皮肤在同一部位同时存在色素沉着、色素脱失、点状角化、毛细血管扩张等。常为过多日晒所致。患者自觉瘙痒。多见于面、颈、躯干等部位(图 4-7-16)。

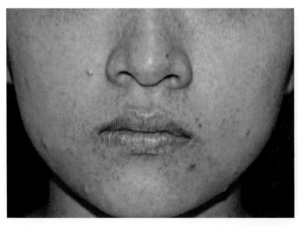
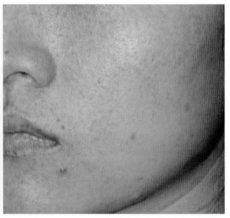

图 4-7-16　皮肤异色病的表现

第八节　瘢　痕
VIII　Scar

瘢痕是各种创伤愈合的必然结果,如果生长过度,尤其在面部或颈部、四肢关节等部位,可损害容貌或发生功能障碍。

1. 表浅萎缩性瘢痕　表浅萎缩性瘢痕多见于皮肤擦伤、浅二度烧伤,或皮肤浅表感染后形成。临床表现:外观粗糙,多伴有色素变化,局部平坦,质地柔软,常与周边正常皮肤界限不清,无功能障碍,常无需处理。若此类瘢痕位于面部或体表暴露位置,导致损容改变(图 4-8-1)。

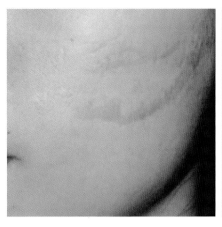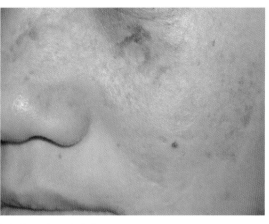

图 4-8-1 表浅萎缩性瘢痕的表现

2. 增生性瘢痕 损伤超过真皮层,如深二度以上烧伤、切取中厚皮的供区创面,愈合后均可形成增生性瘢痕。此类瘢痕厚且硬,突起正常皮肤,早期因瘢痕内血管丰富,瘢痕呈红色、紫红等,常感瘙痒及疼痛,一般可持续 6 个月至 1~2 年;后期瘢痕充血减少,毛细血管也减少,瘢痕渐变平变软,痒、痛等自觉症状亦减轻或消失。发生在非功能部位的增生性瘢痕一般不会引起功能障碍,而关节部位的增生瘢痕可妨碍关节活动,从而影响功能。此类瘢痕位于面部或体表暴露位置,也导致明显的损容改变(图 4-8-2)。

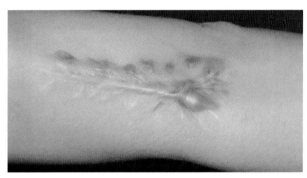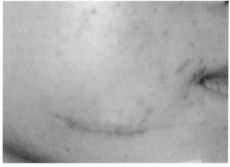

图 4-8-2 增生性瘢痕的表现

3. 瘢痕疙瘩 俗称蟹足肿,可见于各种原因导致的皮肤破损,于患者体质有很大关系,瘢痕体质的人最常见,多见于胸前、耳垂、肩关节、上肢、背部皮肤,其临床表现为一突起的肿块,形态不一,其范围明显超过原病变部位,呈暗红色或紫红色,质地硬,有如软骨样硬度,无弹性,有时像蟹足样向周围正常组织浸润生长,故又称蟹足肿,自觉症状也有瘙痒及疼痛,可因搔抓后溃破而感染,也可因其中的皮脂腺或毛囊发炎导致脓肿、窦道。瘢痕疙瘩不像增生性瘢痕那样,不可自行退化(图 4-8-3)。

病理可见真皮内广泛的、成束状分布的嗜酸性透明样变的粗大胶原(图 4-8-4)。

瘢痕疙瘩通常选择激素治疗,激素封闭后,常出现萎缩伴血管扩张,可以选择激光治疗封闭扩张血管,抑制瘢痕生长。皮肤镜显示 Nd:YAG 激光治疗前后扩张血管的变化(图 4-8-5)。

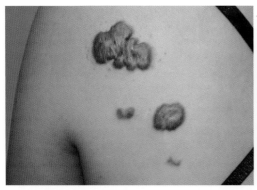
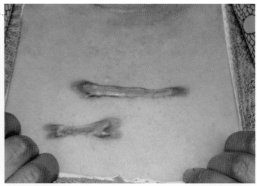

图 4-8-3 瘢痕疙瘩的表现

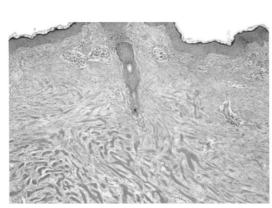
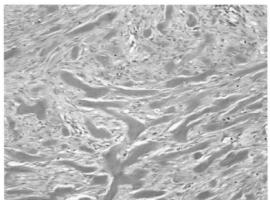

图 4-8-4 瘢痕疙瘩的病理表现

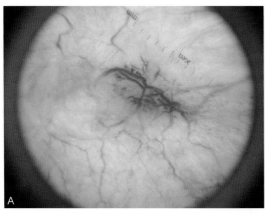
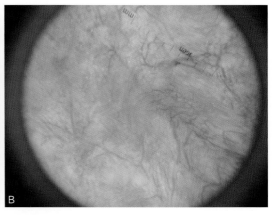

图 4-8-5 激光治疗前后瘢痕疙瘩扩张血管的变化
A. 治疗前 B. 治疗后

4. 痤疮瘢痕 痤疮是青春期男女常见的皮肤毛囊、皮脂腺慢性炎症性疾病,痤疮愈合后面部形成的圆形凹陷瘢痕或凹凸不平的瘢痕,此类瘢痕也是由于皮肤浅表感染后形成的,故可以归入浅表性瘢痕。痤疮瘢痕直径 0.2~0.3cm 不等,较浅在,可伴有面部皮肤毛孔粗大(图 4-8-6)。

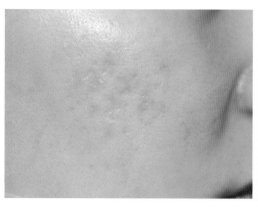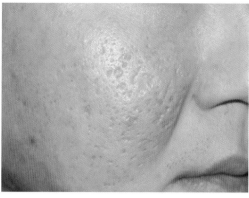

图 4-8-6　痤疮瘢痕的表现

5. 外伤性充血期瘢痕　各种外伤或手术后形成的瘢痕,在 1~3 个月内,质地较硬,颜色鲜红,瘢痕内毛细血管丰富(图 4-8-7)。

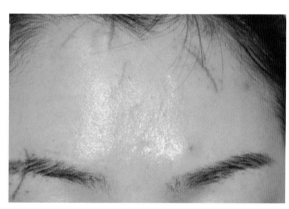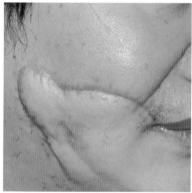

图 4-8-7　外伤性充血期瘢痕的表现

外伤性充血期瘢痕,皮肤镜示受压状态下瘢痕中间血管苍白,边缘圈状血管充血,束状白色茧样结构显示真皮内粗大的胶原增生(图 4-8-8)。

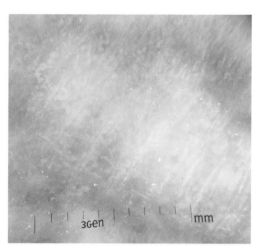

图 4-8-8　外伤性充血期瘢痕皮肤镜下的表现

第九节   其他皮肤病变
IX   Other Skin Lesions

1. 咖啡斑   出生时或出生后不久即被发现,色泽为淡褐色至深棕色不等,椭圆或圆形,部分形状欠规则,色素分布均匀,边界清晰,大小不一,不受日晒的影响,与皮面平,无凸起(图4-9-1)。组织病理:镜下表皮黑素增多,基底层黑素细胞数目并不增多(图4-9-2)。

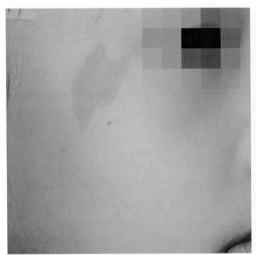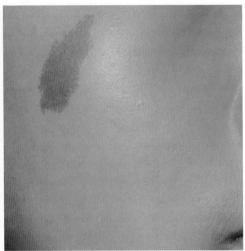

图 4-9-1   咖啡斑的表现

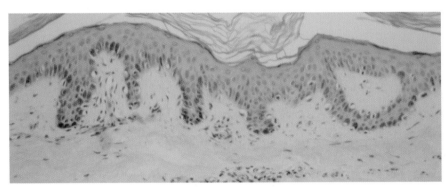

图 4-9-2   咖啡斑的病理表现

2. 颧部褐青色痣   又称颧骨母斑,发病机制尚不清楚,绝大多数对称性分布于颧部,小部分也可分布在眼睑、鼻翼、前额、颞部等,皮损为直径 1~5mm 的浅褐色至深褐色斑点,边界清楚,数目不等,色素位于真皮层(图4-9-3)。

皮肤镜下可见褐色色素呈不规则片状分部,边界较清晰。病理显示表皮正常,在真皮中上部,特别在乳头层下部,胶原纤维间散在细小、不规则形的双极黑色素细胞,长轴与胶原平行,真皮结构正常(图4-9-4)。

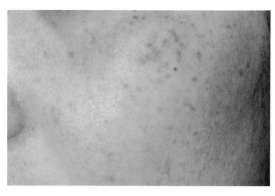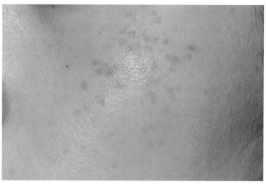

图 4-9-3　颧部褐青色痣的表现

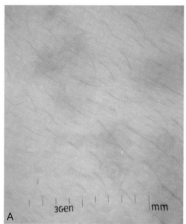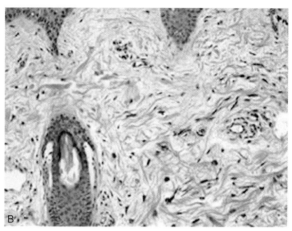

图 4-9-4　颧部褐青色痣在皮肤镜下的表现和病理表现
A. 皮肤镜下表现　B. 病理表现

3. 太田痣　是一种常与三叉神经周围支分布相一致的真皮层黑色素增多的疾病，部分出生时即被发现，也可在儿童期至青春期才逐渐显现，表现为淡棕色、褐色或青蓝色斑片，色素深浅不一，边界欠清楚，多发生于单侧面部，无遗传倾向，与恶变无明确关系（图 4-9-5）。

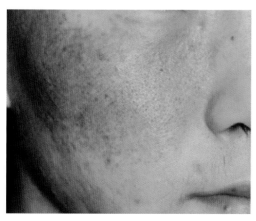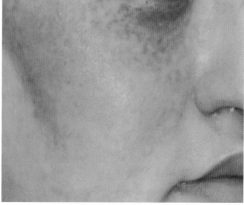

图 4-9-5　太田痣的表现

皮肤镜下可见蓝黑色色素不均匀分布于皮肤深层,为延德尔现象。病理特征:在真皮网状层中上部及乳头层内,可见长轴与皮肤表面平行的细长树枝状或纺锤状黑色素细胞,胞质内有黑色素颗粒,这些细胞稀疏地散布于真皮胶原纤维之间(图4-9-6)。

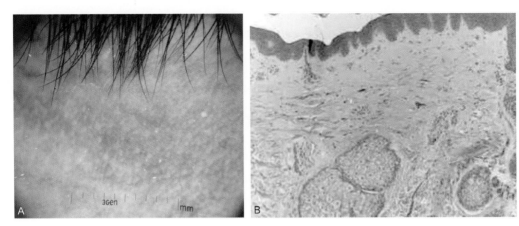

图4-9-6　太田痣在皮肤镜下的表现和病理表现
A. 皮肤镜下表现　B. 病理表现

4. 皮肤黑变病　通常发生于面部,尤其是面颊、前额、颈侧、耳后及光照部位,在前胸、双手也可发现。色斑呈左右对称分布,皮损发展缓慢,初起轻微发红,稍痒,日光照晒后加重。皮损由于症状不明显,病变缓慢进展,常常不引起患者的注意,在面部、颈部等日光暴露部位出现红褐色的斑,弥漫分布,与周围正常皮肤境界不清。数月到数年后停止发展随后渐变为灰褐色、灰紫色斑片,毛孔及毛孔周围呈点状色素沉着,使皮损呈网状。黑变病除有典型的色素沉着斑外,还可以出现局限性毛细血管扩张、毛囊角化性丘疹及少许细小脱屑,会使面部呈铅灰色(图4-9-7)。

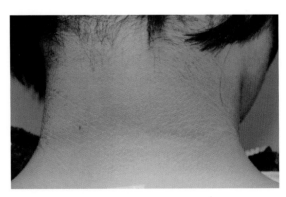

图4-9-7　皮肤黑变病的表现

上述皮肤镜检查图片由海南省皮肤病医院林飞燕医师提供。

(陈平　邓林　林飞燕)

参 考 文 献

1. Roberts WE. Skin type classification systems old and new. Dermatol Clin 2009,27:529-533

2. Parrish JA,Fitzpatrick TB,Tanenbaum L,et al. Photochemotherapy of psoriasis with oral methoxsalen and long-wave ultraviolet light. N Engl J Med 1974,291:1207-1211

3. Negishi K,Tezuka Y,Kushikata N,et al. Photorejuvenation for asian skin by intense pulsed light. Dermatol Surg 2001,27:627-632

4. Jackson BA. Lasers in ethic skin:A review. J Am Acad Dermaol. 2003,48(6 suppl):134-138

5. Battle EF Jr,Hobbs LM. Laser therapy on dark ethnic skin. Dermatol Clin. 2003,21:G713-723

6. Halder RM,Roberts CI,Nootheti PK. Cutaneous diseases in the black races. Dermatol Clin. 2003,21:G679-687

7. Alster TS,Tanzi EL. Laser surgery in dark skin. Skinmed. 2003,2:80-85

8. Huang YL,Liao YL,Lee SH,et al. Intense pulsed light for the treatment of freckles in Asian skin. Dermatol Surg. 2002,28:1007-1012

9. DiBernardo BE,Oozner J. Intense pulsed light therapy for skin rejuvenation. Clin Plastic Surg,016,43(3):535-540

10. 赵辨.中国临床皮肤病学.南京:江苏科学技术出版社,2010

第五章 强脉冲光治疗的适应证与禁忌证

Chapter 5　Indication and Contraindication of Intense Pulsed Light

第一节　强脉冲光治疗的适应证

I　**Indication of Intense Pulsed Light**

强脉冲光治疗适应证广,可进行全身皮肤治疗。其适应证包括:

1. 光老化皮肤的治疗　强脉冲光治疗光老化皮肤是第一适应证,全身皮肤均可治疗。常见的部位有:面部、颈部、胸部和手部的光老化皮肤、皮肤异色病(图 5-1-1)。

2. 血管性病变　皮肤毛细血管扩张、毛细血管扩张性红斑、草莓状血管瘤、皮肤外伤性红斑、CO_2 激光术后的红斑、鲜红斑痣(图 5-1-2)。

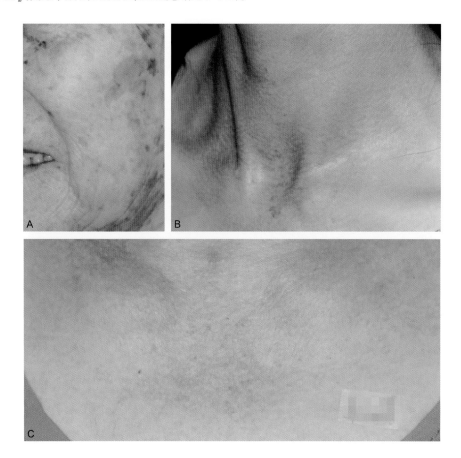

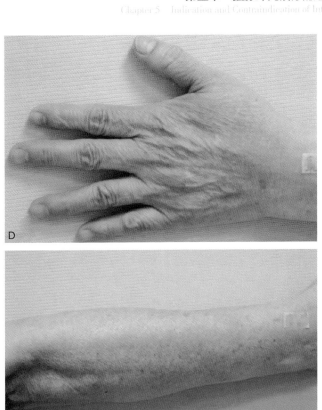

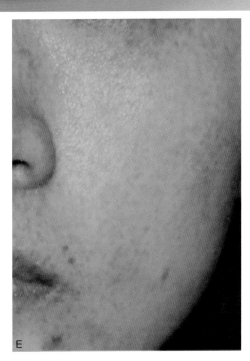

图 5-1-1　光老化皮肤的表现

A. 面部光老化皮肤　B. 颈部光老化皮肤　C. 胸口光老化皮肤　D. 手部光老化皮肤　E. 皮肤异色病

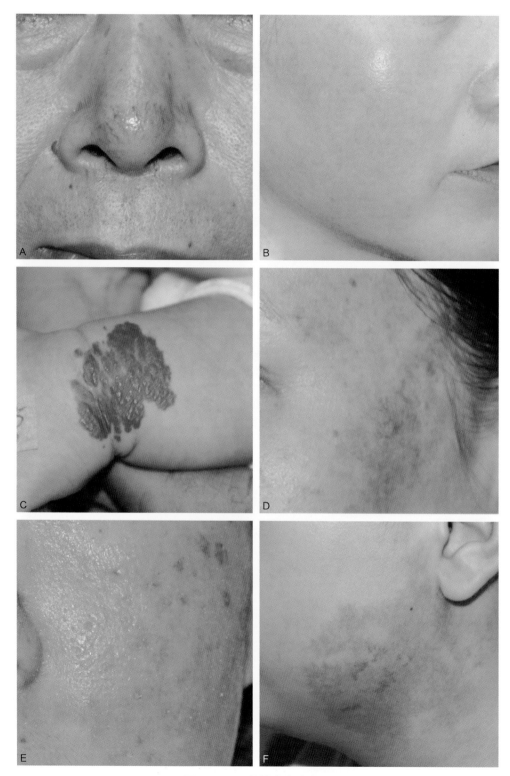

图 5-1-2 血管性病变的表现
A. 皮肤毛细血管扩张 B. 毛细血管扩张性红斑 C. 草莓状血管瘤 D. 皮肤外伤性红斑
E. CO_2 激光术后的红斑 F. 鲜红斑痣

3. 色素性病变及文身　表皮色素性病变：雀斑、脂溢性角化病（非增厚型）、外伤性色素、黄褐斑、雀斑样痣（图 5-1-3）。

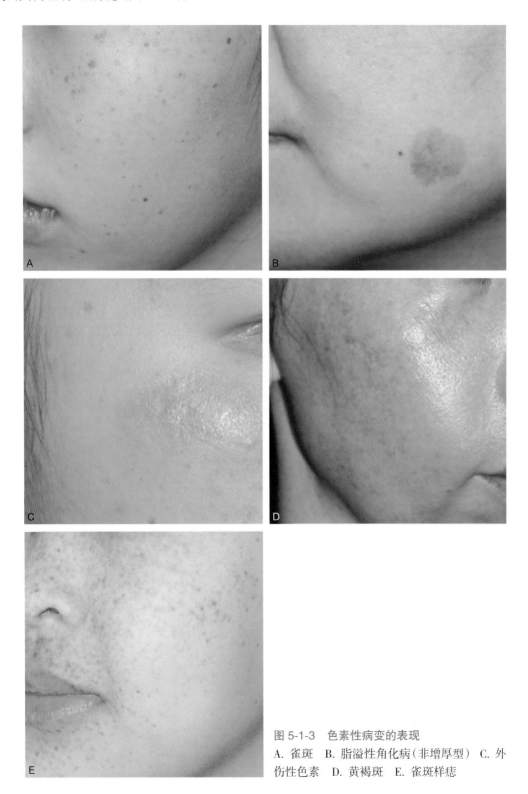

图 5-1-3　色素性病变的表现
A. 雀斑　B. 脂溢性角化病（非增厚型）　C. 外伤性色素　D. 黄褐斑　E. 雀斑样痣

4. 皮肤纹理结构的改变 皮肤粗糙、毛孔粗大、轻度的皱纹、中度的皱纹、表浅瘢痕、酒渣鼻（图 5-1-4）。

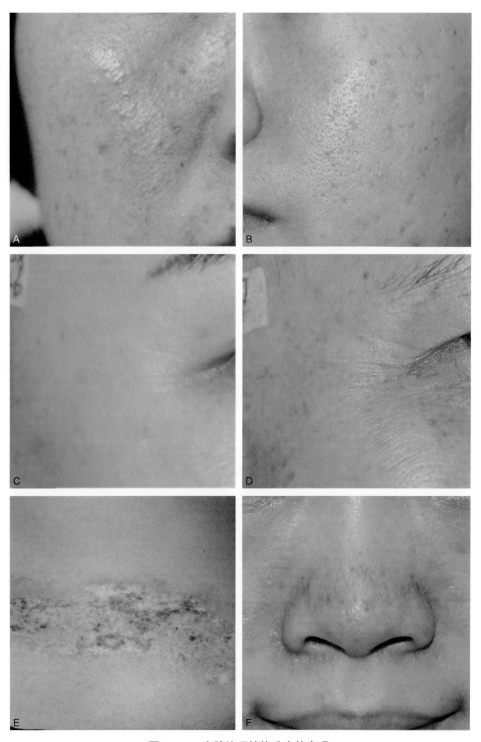

图 5-1-4 皮肤纹理结构改变的表现
A. 皮肤粗糙 B. 毛孔粗大 C. 轻度的皱纹 D. 中度的皱纹 E. 表浅瘢痕 F. 酒渣鼻

5. 皮脂腺的炎症性病变 例如痤疮(图 5-1-5)。

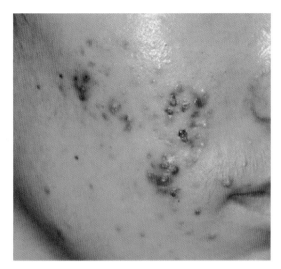

图 5-1-5 痤疮

6. 脱毛 生理性的毛发增多:面部、前臂、小腿、腋窝、胸部、腹部等部位的细密毛发增多(图 5-1-6)。

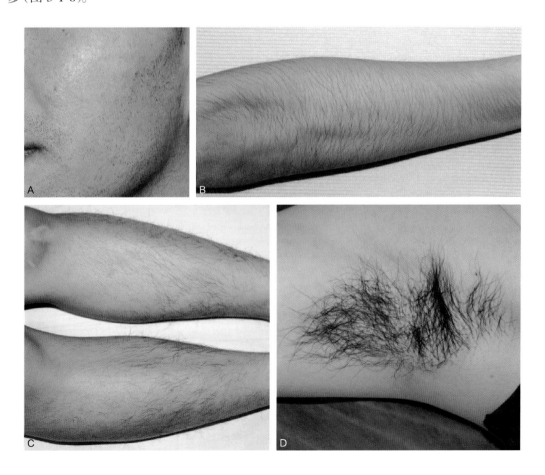

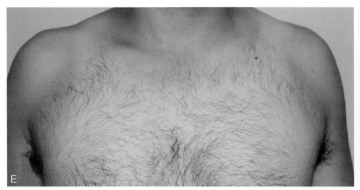
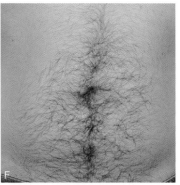

图 5-1-6　毛发增多的表现
A. 面部毛发增多　B. 前臂毛发增多　C. 小腿毛发增多　D. 腋窝毛发增多
E. 胸部毛发增多　F. 腹部毛发增多

7. 其他　皮肤黑变病（图 5-1-7）。

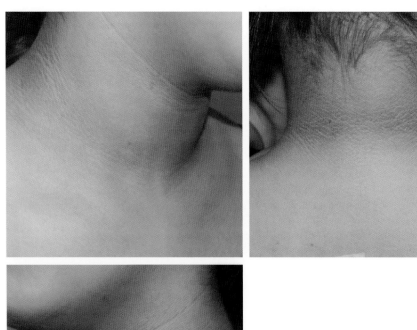
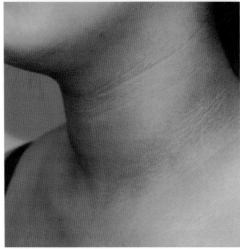

图 5-1-7　皮肤黑变病的表现
好发部位多在颜面、额部及颈部

第二节　强脉冲光治疗的禁忌证
II　Contraindication of Intense Pulsed Light

强脉冲光的治疗有相对禁忌证和绝对禁忌证。

1. 相对禁忌证

（1）强脉冲光的治疗要注意对于刚接受强烈日晒的皮肤、刚晒黑的皮肤是为相对禁忌证（图 5-2-1），因为此时的皮肤对强脉冲的治疗较敏感，2~3 周后可接受治疗。

（2）近日就要外出接受暴晒的皮肤，比如要到高原地区旅游的患者。

（3）妊娠期不应进行治疗，以避免引起不必要的纠纷。

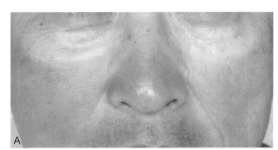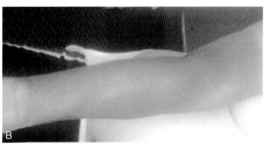

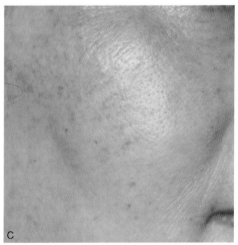

图 5-2-1　晒伤的皮肤
A. 刚接受强烈日晒的皮肤　B. 晒伤的皮肤　C. 晒黑的皮肤

2. 绝对禁忌证　强脉冲光治疗的绝对禁忌证包括有日光性皮炎，皮肤恶性肿瘤或癌前病变，日光角化病 > 鳞状细胞癌，增生活跃的痣细胞痣，黑素瘤，光敏性疾病之红斑狼疮或癫痫患者，急性皮肤感染比如疱疹、冻疮，近期（1 个月内）服用光敏药物者（异维 A 酸），菲薄的干性皮肤，脆性血管性病变患者比如糖尿病、嗜酒者，瘢痕体质，使用抗凝血药物和凝血性疾病患者。

（陈平　侯文明）

参 考 文 献

1. Sadick NS, Weiss R, Kilmer S, et al. Photorejuvenation with intense pulsed light: results of a multi-center study. J Drugs Dermatol, 2004, 3: 41-49

2. Clementoni MT. Facial teleangectasias: our experience in treatment with IPL. Lasers Surg Med, 2005, 37: 9-13

3. Jang KA. Successful removal of freckles in Asian skin with a Q-switched alexandrite laser. Dermatol Surg, 2000, 26: 231-234

4. Dover JS, Bhatia AC, Stewart B, et al. Topical 5-aminolevulinic acid combined with intense pulsed light in the treatment of photoaging. Arch. Dermatol. 2005, 141: 1247-1252

5. Erol OO, Gurlek A, Agaoglu G, et al. Dermatol Surg, 2007, 33: 676-679

6. Thiboutot D. New insights into the management of acne: an update from the Global Alliance to Improve Outcomes in Acne group. J Am Acad Dermatol, 2009: S1-S50

7. Haedersdal M, Wulf HC. Evidence-based review of hair removal using lasers and light sources. J Eur Acad Dermatol Venereol, 2006, 20: 9-20

8. Tse Y. Hair removal using a pulsed-intense light source. Dermatol Clin, 1999, 17: 373-385

9. Wang CC, Hui CY, Sue YM, et al. Intense pulsed light for the treatment of refractory melasma in Asian persons. Dermatol Surg, 2004, 30: 1196-1200

10. Zoccali G, Piccolo D, Allegra P, et al. Melasma treated with intense pulsed light. Aesthetic Plast Surg, 2010, 34: 486-493

第六章　强脉冲光的参数选择与操作技巧培训

Chapter 6　Intense Pulsed Light Parameter and Operation Skill

要想获得强脉冲光的嫩肤和治疗效果，操作人员必须先学习强脉冲光的理论知识，严格的操作培训；临床实践中对每一个个案的皮肤诊断明确、有理论依据地指导其治疗，通过观察、理解、总结又升华到理论，如此循环才能获得真正意义上的“技巧”。

第一节　强脉冲光的治疗前准备

I　Intense Pulsed Light Preparation before Treatment

一、患者资料的准备与保存

1. 咨询明确治疗目的，掌握适应证和排除禁忌证。
2. 填写激光治疗病历，签治疗同意书（图 6-1-1）。

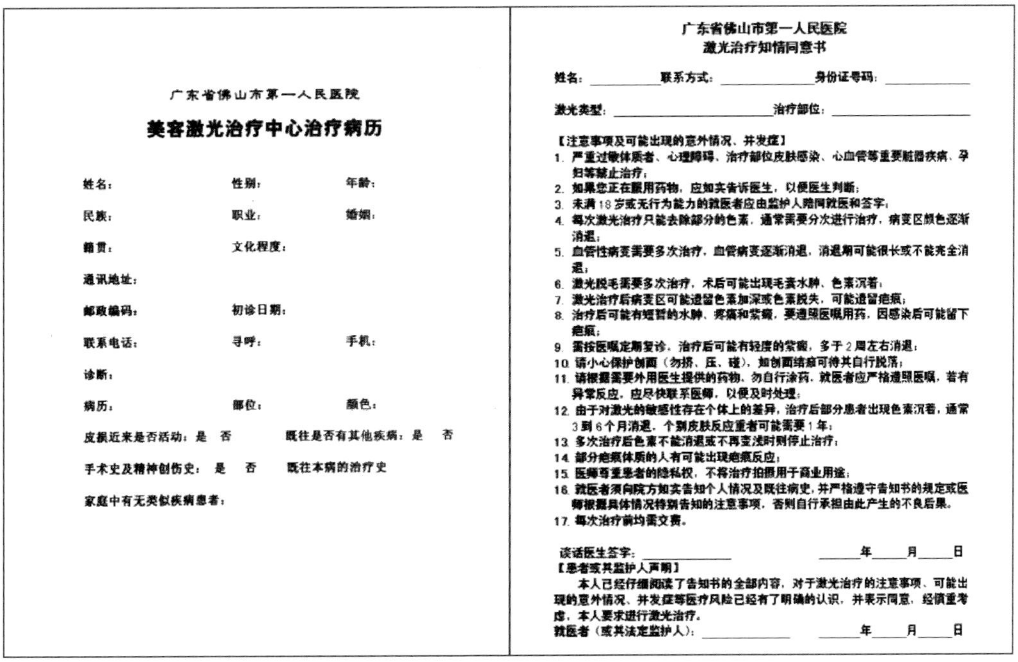

广东省佛山市第一人民医院

美容激光治疗中心治疗病历

姓名：　性别：　年龄：

民族：　职业：　婚姻：

籍贯：　文化程度：

通讯地址：

邮政编码：　初诊日期：

联系电话：　寻呼：　手机：

诊断：

病历：　部位：　颜色：

皮损近来是否活动：是　否　既往是否有其他疾病：是　否

手术史及精神创伤史：是　否　既往本病的治疗史

家庭中有无类似疾病患者：

广东省佛山市第一人民医院

激光治疗知情同意书

姓名：________联系方式：____________身份证号码：__________

激光类型：____________________治疗部位：________________

【注意事项及可能出现的意外情况、并发症】

1. 严重过敏体质者、心理障碍、治疗部位皮肤感染、心血管等重要脏器疾病、孕妇等禁止治疗；
2. 如果您正在服用药物，应如实告诉医生，以便医生判断；
3. 未满 18 岁或无行为能力的就医者应由监护人陪同就医和签字；
4. 每次激光治疗只能去除部分的色素，通常需要分次进行治疗，病变区颜色逐渐消退；
5. 血管性病变需要多次治疗，血管病变逐渐消退，消退期可能很长或不能完全消退；
6. 激光脱毛需要多次治疗，术后可能出现毛囊水肿、色素沉着；
7. 激光治疗后病变区可能遗留色素加深或色素脱失，可能遗留疤痕；
8. 治疗后可能有短暂的水肿、疼痛和紫癜，要遵照医嘱用药，因感染后可能留下疤痕；
9. 需按医嘱定期复诊，治疗后可能有轻度的紫癜，多于 2 周左右消退；
10. 请小心保护创面（勿挤、压、碰），如创面结痂可待其自行脱落；
11. 请根据需要外用医生提供的药物，勿自行涂药，就医者应严格遵照医嘱，若有异常反应，应尽快联系医师，以便及时处理；
12. 由于对激光的敏感性存在个体上的差异，治疗后部分患者出现色素沉着，通常 3 到 6 个月消退，个别皮肤反应重者可能需要 1 年；
13. 多次治疗后色素不能消退或不再变浅时则停止治疗；
14. 部分疤痕体质的人有可能出现疤痕反应；
15. 医师尊重患者的隐私权，不将治疗拍摄用于商业用途；
16. 就医者须向院方如实告知个人情况及既往病史，并严格遵守告知书的规定或医师根据具体情况特别告知的注意事项，否则自行承担由此产生的不良后果。
17. 每次治疗前均需交费。

谈话医生签字：____________　______年______月______日

【患者或其监护人声明】

本人已经仔细阅读了告知书的全部内容，对于激光治疗的注意事项、可能出现的意外情况、并发症等医疗风险已经有了明确的认识，并表示同意，经慎重考虑，本人要求进行激光治疗。

就医者（或其法定监护人）：____________　______年______月______日

图 6-1-1　激光治疗病历及知情同意书

3. 照相

（1）照相的要求：(先卸妆)正面和左、右侧面三张（图 6-1-2）。

（2）照相机型号：佳能 EOS 30D，EOS 60D。

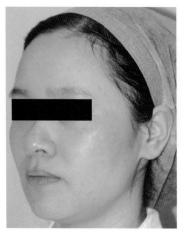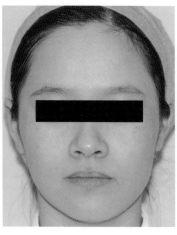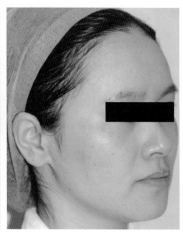

图 6-1-2　照相的要求

4. 有条件时可以使用皮肤检测仪（VISIA）行皮肤分析，以了解皮肤的色素、毛孔状态及皱纹等（图 6-1-3）。

5. 妥善保存患者资料和照片（图 6-1-4）。

二、皮肤的准备

1. 皮肤清洁　①清洗粉底、防晒霜；②粉刺的处理：轻轻地清除黑头或白头粉刺，勿挤压以免皮下毛细血管扩张（图 6-1-5）；③剃刮毳毛：以免影响热量的传导（图 6-1-6）。

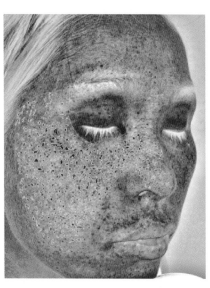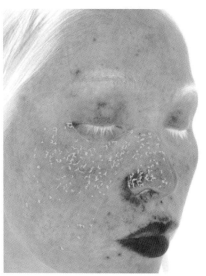

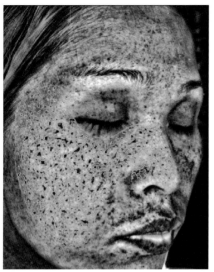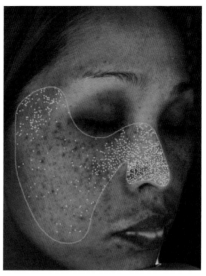

图 6-1-3　VISIA 皮肤色素分析

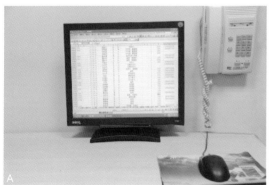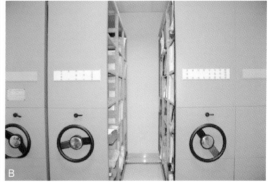

图 6-1-4　资料的保存
A. 电脑检索系统　B. 为纸质病历保存架

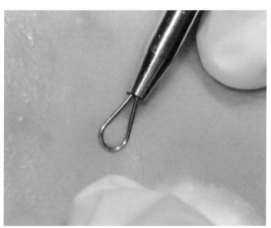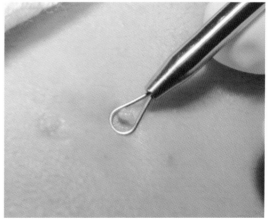

图 6-1-5　清除黑头及粉刺

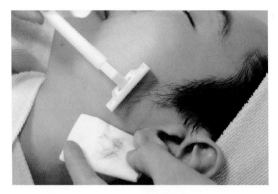

图 6-1-6 剃刮鬠毛

2. 麻醉与消毒 治疗时有轻微的疼痛,大部分患者可以接受而不需麻醉;对于对疼痛特别敏感的患者可以外敷复方利多卡因乳膏 5~10 分钟作为表面麻醉(图 6-1-7)。清除麻醉膏后再次清洗皮肤,不需消毒,以免皮肤表皮脱水。

三、治疗物品的准备

1. 冷凝胶的准备 准备好 4℃的凝胶。冷凝胶的使用起到介导光线、保护表皮的作用。用于强脉冲光治疗的冷凝胶的要求:无色、无杂质、无气泡。特别说明,毛细血管扩

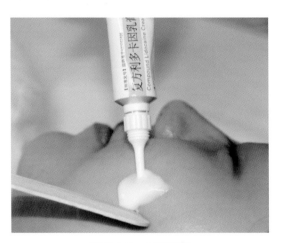

图 6-1-7 表面麻醉

张、鲜红斑痣、血管瘤等血管性病变治疗者需用常温凝胶,以免治疗前表皮毛细血管收缩,影响治疗效果(图 6-1-8)。

2. 冰纱块的准备 备于面部治疗后即时冰敷。

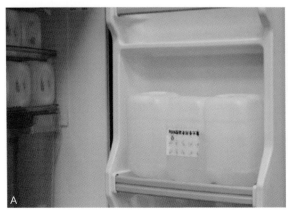
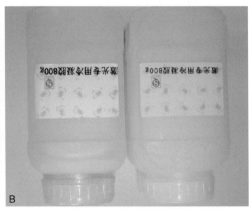

图 6-1-8 凝胶
A. 冷凝胶 B. 常温保存的凝胶

3. 木制的压舌板及塑料的治疗碗（碟）　压舌板用于涂抹冷凝胶及眼周治疗时阻挡光线（图6-1-9）。

4. 毛巾　治疗前用毛巾包好头发（图6-1-10）。

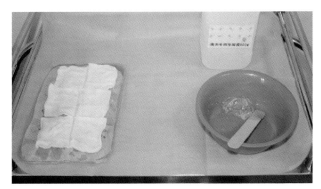
图 6-1-9　冰沙块、木制压舌板及治疗碗

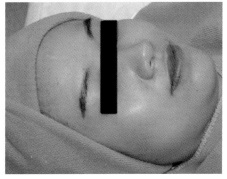
图 6-1-10　治疗前用毛巾包好头发

第二节　强脉冲光的参数选择
Ⅱ　Intense Pulsed Light Parameter

IPL能治疗光老化皮肤已获得全球美容科、皮肤科医师的公认，其不断改善皮肤的衰老状态并且不需要停工期已受众多求美者的青睐。皮肤光老化的表现为皮肤色素沉着、色素脱失、毛细血管扩张、干燥、毛孔粗大。IPL为宽光谱，光谱范围在550~1200nm，为有色光至近红外光的波段。该宽光谱的脉冲光同时作用于上述的靶组织，能使色素爆破、毛细血管收缩、毛孔收缩。每次治疗均有效，经过多次治疗能取得更好的临床效果。良好的临床效果，取决于操作中参数的调整。

1. 治疗手具的选择　要想尽快地获得疗效，同时避免副作用的发生，正确选择治疗手具非常重要。IPL标准设置通常有560及640手具，另外常用的还有590手具以及515、615手具或飞顿公司的540、570手具等（第二章）。如何选择治疗手具？我们可以从几个方面考虑：

（1）从病变治疗的深浅选择：针对浅表色素性病变（比如光老化色斑、日光斑、雀斑）或毛细血管扩张的治疗，Ⅰ型嫩肤时选用560/515/590手具（Lumenis）或540/570手具（飞顿），因为在500~600nm为色素和血红蛋白的吸收高峰区，而且在577nm的光能被血红蛋白良好地吸收；当治疗毛孔粗大、改变皮肤的质地的深层病变、治疗细小皱纹，Ⅱ型嫩肤选择640手具。

（2）依治疗速度的快慢选择：当想让治疗激进些，治疗速度快些，则选择560等短波手具，反之想治疗缓和些，治疗速度慢一些则选择640等长波手具。因为，波长越短，激光能量能穿透的组织深度越短浅，产生热损伤的组织区域越靠近表皮；反之，波长越长，热能穿透越深，对表皮的影响也越小（参照第二章）。

（3）依皮肤类型选择：当皮肤颜色较浅、Ⅱ~Ⅲ型皮肤时，建议选用560手具，当皮肤颜色较深、Ⅴ~Ⅵ型或Ⅵ型皮肤时，建议选用590或640手具，这以免深色皮肤表皮色素吸收短波能量过多而致炎症后的色素沉着(PIH)。

(4)对于皮肤颜色深伴有表浅毛细血管扩张,或浅至中层的病变、敏感肌肤或肤色较深者可选择 590 手具,590 手具的黄光有光调作用尤其适合敏感性肌肤的治疗,作为首选。

2. 脉宽的调整 脉宽的长短决定了单位时间内表皮吸收光子能量的速度,当短脉宽时,能量过于集中在表皮,表皮将会过多地吸收光子能量,以致出现斑马线样的灼伤,继之出现色素沉着(PIH)。而且我国南方人的皮肤多为Ⅳ型以上或黄褐斑皮肤,出现色素沉着后消失较慢,可达数月甚至 6 个月以上不退,以致引起医疗纠纷,常常致医师们困惑,不敢继续治疗。欧美国家常为Ⅱ、Ⅲ型皮肤,IPL 设备设置的起始脉宽多为Ⅱ、Ⅲ型皮肤而设,当 2001年 IPL 引进中国时少数人参照的是欧美治疗的参数,选择了 2.0 毫秒的第一脉宽(Quantum SR),或最近几年 OPT 3.0 毫秒脉宽(Lumenis M22),出现了较多的色素沉着。那么治疗前必须恰当地分析皮肤类型,理解脉宽的概念,选择适当的脉宽非常重要。从我们实际操作的临床经验总结建议起始的脉宽(第一脉宽)以 560 手具为例,设为(表 6-2-1):飞顿的设备的脉宽选择从窄到宽有 10、12 和 15 毫秒脉宽,则肤色由浅到深按顺序选择;治疗雀斑选择 10 毫秒脉宽,治疗毛细血管扩张则选择 15 毫秒脉宽。

表 6-2-1 不同皮肤类型强脉冲光脉宽的选择

皮肤类型	Quantum™ 建议脉宽(560 手具)/ms	Lumenis M22 建议脉宽(560 滤光片)/ms
Ⅲ型皮肤	2.4/5.0	4.0/6.0/6.0
Ⅳ型皮肤	2.6/6.0/6.0	4.5/6.0/6.0
Ⅴ型皮肤	2.8/7.0/7.0	5.0/6.0/6.0
Ⅵ型皮肤	3.0/7.0/7.0	6.0/6.0/7.0

3. 脉冲延迟时间的选择 IPL 的设置中,每两个脉冲之间有一脉冲延迟时间,其旨意在当表皮接受第一个脉冲光子能量的照射后,温度升高,第二个脉冲下来之前让其表皮冷却,使之勿超过 60℃,以免表皮过度损伤,但又不能低于 40℃,以保持深部组织能更好地吸收热能。根据热弛豫时间的概念,物质分子量大者吸收热很慢散热也慢,分子量小者吸收热很快而散热也快。那么,当皮肤色素深者,相当于分子量大的物质;皮肤色素少者则相当于分子量小。因此,皮肤颜色深需延长脉冲延迟时间,而皮肤颜色浅则将脉冲延迟时间缩短。笔者总结出从皮肤类型Ⅲ~Ⅵ型皮肤其脉冲延迟时间随之延长,以供参考(表 6-2-2)。

表 6-2-2 脉冲延迟时间的选择

皮肤类型	Quantum™ 建议延迟时间 /ms	Lumenis M22 建议延迟时间 /ms
Ⅲ型皮肤	15	20
Ⅳ型皮肤	20/20	30/30
Ⅴ型皮肤	25/25	40/40
Ⅵ型皮肤	30/30	50/50

4. 脉冲数的选择　脉冲数可调为 IPL 治疗的特色之一。当选择 2 个或 3 个脉冲时,其中就有 1 个或 2 个脉冲延迟时间,目的都在于让表皮能够得到最好的冷却及最大的保护,而同时靶组织能够持续地加热直至靶组织破坏。而当你选择治疗剂量比如 $30mJ/cm^2$,而相应选择 2 个或 3 个脉冲数时,其平均子脉冲治疗量就是 $15mJ/cm^2$ 或 $10mJ/cm^2$。那么,同样道理为了表皮能够得到最大的保护,多个脉冲的选择利于能量的蓄积,同时能获得最好的疗效,我们选择脉冲数时,同样需考虑皮肤类型而定(表 6-2-3)。

表 6-2-3　脉冲数的选择

皮肤类型	Quantum™ 建议脉冲数 / 个	Lumenis M22 建议脉冲数 / 个
Ⅲ 型皮肤	2	2
Ⅳ 型皮肤	3	3
Ⅴ 型皮肤	3	3
Ⅵ 型皮肤	3	3

5. 能量密度的选择　恰当的能量密度是保证疗效的关键,而上述几个参数加上能量密度的选择在 IPL 治疗中犹如"魔方"组合,不同的参数组合会有不同的治疗效果。能量密度选择需考虑的能量密度的总和、平均子脉冲的能量以及每个子脉冲不同脉宽下的能量密度;在对 Ⅴ 型皮肤或黄褐斑皮肤治疗中发现,第一脉宽过窄即使高于 $1J/cm^2$ 或 $2J/cm^2$ 的能量都将造成皮肤的过度受热而灼伤继而色素沉着出现,而第一脉宽延长则不然。因此,在选择较长脉宽的情况选择足够的能量密度、让组织有足够的热刺激才能启动胶原蛋白的再生,才可获得较好的临床效果。这能量密度的选择也是选择性光热作用的三个重要条件之一。

综合考虑以上参数,总结出各皮肤类型测试光斑的起始能量密度(表 6-2-4),供初学者参考以减少大家的摸索时间。

表 6-2-4　起始能量密度的选择(以 3 个脉冲数计算的子脉冲能量,以此测试光斑)

皮肤类型	Quantum™ 建议子脉冲能量(J/cm^2)	Lumenis M22 建议子脉冲能量(J/cm^2)
Ⅲ 型皮肤	9	8
Ⅳ 型皮肤	8	7
Ⅴ 型皮肤	7	6
Ⅵ 型皮肤	6	5

第三节　强脉冲光的操作细节和操作技巧
Ⅲ　Intense Pulsed Light Operation Details and Operation Skills

一、测试光斑

1. 测试光斑时,冷凝胶涂抹在下颌角区,厚1~2mm,依选择的治疗参数照射2~3个光斑,观察其皮肤反应(图 6-3-1)。

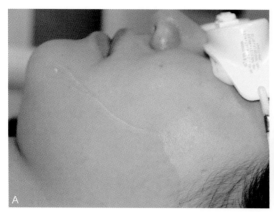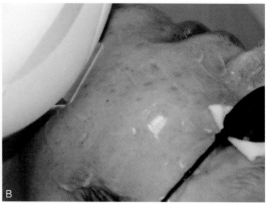

图 6-3-1 测试光斑
A. 冷凝胶涂抹厚度 1~2mm B. 下颌角进行测试光斑操作

2. 如皮肤微微泛红,则该能量密度作为治疗参数,如没反应则增加 1~2J/cm², 如已紫红则减少 1~2J/cm²。如此逐一作 1/4 脸的治疗同时冰纱块湿敷,至全面部的治疗完成(图 6-3-2)。

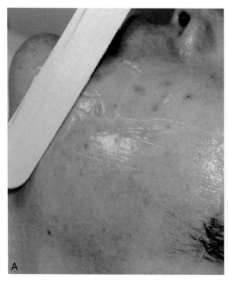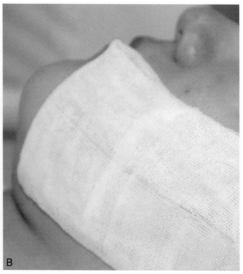

图 6-3-2 测试光斑观察终点
A. 皮肤微微泛红 B. 治疗同时冰纱块湿敷

3. 特别说明,对于 V~VI 型皮肤的强脉冲光治疗中,应无红斑反应(图 6-3-3)。

二、治疗终点反应的观察

1. 嫩肤治疗 III~IV 型皮肤微红反应(图 6-3-4)。

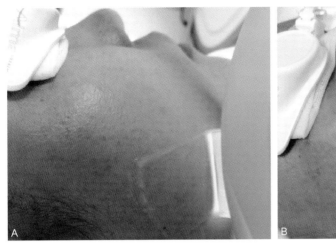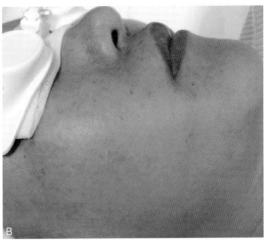

图 6-3-3　Ⅴ~Ⅵ型皮肤治疗终点反应观察

A. 参数选择:手具 640,能量 6/6/6J/cm²,脉宽 6/8/6ms,延迟时间 30/30ms　B. 无明显红斑反应

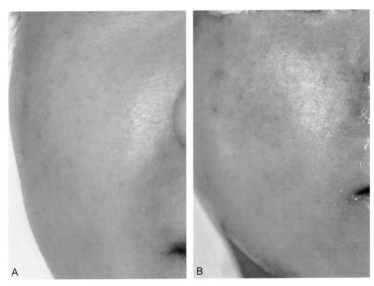

图 6-3-4　Ⅲ~Ⅳ型皮肤治疗终点反应观察

A. 参数选择:手具 560,能量 24J/cm²,脉宽,5/6/6ms,延迟时间 30/30ms　B. 明显红斑反应

2. 雀斑皮肤　即刻反应:雀斑变深褐色(图 6-3-5)。

3. 毛细血管扩张　即刻反应:治疗区域变红(图 6-3-6);变白或者变灰则能量过高,有可能产生水疱。

三、操作技巧

1. 每次治疗均需测试光斑。

2. 可行全面部、颈、胸、手部治疗(不愿去除面部胡须的男性注意勿照射胡须部位)。

3. 涂上清洁的冷凝胶,厚约均匀 1~3mm,不能堆积;凝胶不能重复使用。

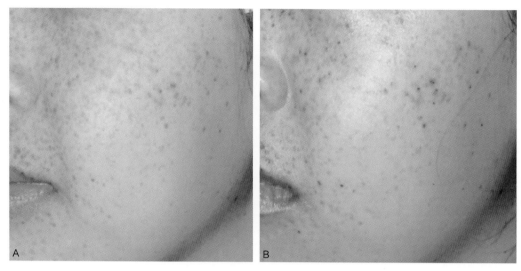

图 6-3-5 雀斑皮肤治疗即刻反应观察

A. 治疗前　B. 治疗即刻反应

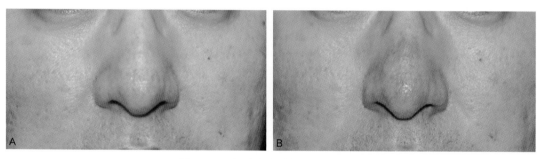

图 6-3-6 酒渣鼻治疗即刻反应观察

A. 治疗前　B. 治疗即刻反应

4. 治疗从下颌区、耳前部位开始向面中央区照射,从低流量开始治疗;下一次治疗在所有条件不变的情况下,每次递增 10% 的剂量。

5. 照射时轻轻展平皮肤;治疗头通过直接接触凝胶而轻触到皮肤,治疗头平行移动轻触皮肤照射,光斑平行或可重叠 10%(图 6-3-7)。

6. 对于面部骨性凸起的部位(额部、颧突、颏部)或敏感部位(颈、胸、手、下眼睑)较之面部的能量减低 $1\sim2J/cm^2$,或略抬高手具(光线散射能量降低)。

7. 照射治疗次数的选择　为了节省发射光斑数,为了治疗的精准,在熟悉各参数的概念后选择恰当的脉宽,足够的能量密度进行一次性的有效治疗。通常足够的能量密度下只照射一次,对于毛孔粗大、软组织较厚的部位,或对混合性病变可治疗 2 遍,可单一的手具重复一次照射,也可先用 640 手具,后用 560 或 590 手具重复照射一次。在第二次的照射治疗中改变滤光片晶体的方向与第一次照射交叉,但治疗头表面始终与皮肤表面平行。

8. 压舌板的使用　抹平凝胶;眶周垂直压着皮肤以减少光线进入眼内;在眉毛上方或睫毛下缘垂直压着皮肤以防止光束发射时伤及眉毛或睫毛;展平鼻唇沟以利于治疗头平行并紧贴鼻唇沟的治疗;治疗结束时作为清理凝胶工具(图 6-3-8)。

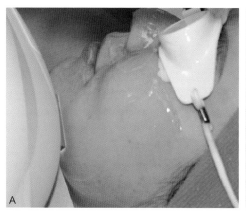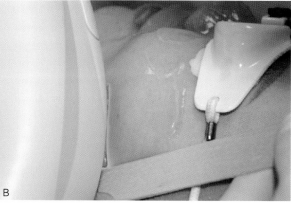

图 6-3-7　压舌板的使用方法
A. 治疗从下颌区、耳前部位开始向面中央区照射
B. 照射时轻轻展平皮肤,治疗头通过直接接触凝胶而轻触到皮肤

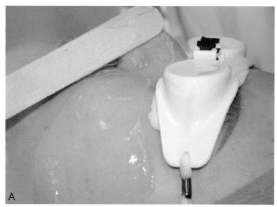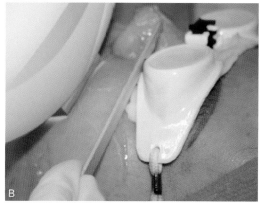

图 6-3-8　压舌板的使用
A. 展平鼻唇沟　B. 眶周垂直压着皮肤以减少光线进入眼内

　　9. 注意肤色较深黑者(Ⅴ型或Ⅵ型皮肤或黄褐斑皮肤)可能出现皮肤的延迟反应(24~48 小时后)。

　　10. 对于想疗效更快速的参数选择　选择提高治疗剂量、选择短波手具、缩窄脉宽、减少脉冲数、缩短脉冲延迟时间。反之则相反。

（陈平　Michael H. Gold）

参 考 文 献

1. Negishi K,Tezuka Y,Kusikata N,et al. Photorejuvenation for Asian skin by intense pulsed light. Dermatol surg. 2001;27;67-631

2. Battle EF Jr,Hobbs LM. Laser therapy on dark ethnic skin. Dermatol Clin. 2003;21;713-723

3. Alster TS,Tanzi EL. Laser surgery in dark skin. Skinmed. 2003;2;80-85

4. Ross EV, Smirnov M, Pankrotnv M. Intense pulsed light and laser treatment of facial telangiectasias and dispigmentation: some theoretical and practical comparison. Dermatol Surg. 2005;31 (9 pt 2:):1188-1198

5. Steinke JM, Shepherd AP. Effect temperature on optical absorbance spectra of oxy-, carboxy-, and deoxyhemoglobin. Clin Chem. 1992;38:1360-1364

6. Hammes S, Karsai S, Metelmann HR, et al. Treatment errors resulting from use of lasers and IPL by medical laypersons: results of a nationwide survey. J Dtsch Dermatol Ges 2013;11:149-156

第七章　强脉冲光治疗术后的护理

Chapter 7　Intense Pulsed Light Treatment Post Care

第一节　强脉冲光治疗后即刻的护理

Ⅰ　Intense Pulsed Light Treatment Instant Post Care

一、外观无损伤皮肤的护理

1. IPL 治疗后,补水面膜冷敷治疗区皮肤 20 分钟。
2. 清洗皮肤后可即涂抹保湿霜、防晒霜,并可即刻化妆。
3. 避免暴晒,使用防晒霜(使用 SPF30、PA++ 的广谱防晒霜或日霜)。
4. 2 天内避免剧烈运动、避免过热的水洗澡和热水洗脸。
5. 日常皮肤护理保持皮肤清洁,坚持做好保湿、防晒;禁用含果酸、水杨酸、维生素 A 等刺激成分的美白祛斑和抗皱产品。

二、外观有损伤皮肤的护理

1. 出现水疱或皮肤破损者按一度烧伤处理,有强烈灼热感者可外用烧伤膏。
2. 皮肤严重水肿反应、光过敏反应者,短期(7 天内)使用少量短效糖皮质激素软膏。
3. 损伤严重者在排除系统使用糖皮质激素的禁忌证后,可短期使用中、小剂量泼尼松口服,即泼尼松 20~30mg/d,连续使用 3 天左右。
4. 出现水疱或表皮破损时注意防止感染,可外用莫匹罗星或夫西地酸乳膏。

第二节　强脉冲光治疗后远期的护理

Ⅱ　Intense Pulsed Light Treatment Long-Term Care

　　皮肤的老化是一个渐进的过程。“保湿、防晒”成为我们在美容门诊让患者自我日常护理皮肤及光子嫩肤治疗后护理皮肤的“口诀”。具体程序是:洁肤 - 平衡液 - 润肤,早晚 1 次;白天,在上述护理润肤后再加抹防晒霜,最后化妆;每周敷 3 次补水面膜。当然,由于目前市面上很多护肤品都是复合功能的,比如日霜就同时有保湿、美白和防晒的功效,BB 霜则兼具粉底、保湿和防晒功能。故不一定都要使用专门的防晒霜,根据紫外线暴露的程度选择具有相应防晒指数、广谱防晒功效的护肤品就可以了。

第三节　强脉冲光治疗前后护肤品的选择
Ⅲ　Intense Pulsed Light Treatment Skin Care Products

正确的皮肤护理是日常皮肤保养的重要一环,其基本的步骤是清洁、保湿和防晒。根据强脉冲光治疗前后皮肤状况的不同,选择相应的护肤品。

1. 皮肤清洁剂　IPL 术前,为防止皮肤上的粉尘、过多的油脂及残留的化妆品影响强脉冲光有效穿透皮肤,故有效的皮肤清洁十分重要,可使用普通的洗面奶等洁面产品;如果有皮肤敏感者,则选择针对敏感皮肤的、性质较温和的清洁产品。IPL 术后的短时间内(3 天左右),也需要清洁产品来帮助除去皮肤上的各种污物,但由于此时皮肤屏障功能会有不同程度的破坏,故宜选择针对敏感皮肤的、性质温和的清洁产品。IPL 术后 1~2 周以后,皮肤屏障功能基本恢复,可以恢复使用 IPL 术前所使用的清洁产品。

2. 保湿剂　保湿是皮肤护理的第二个关键步骤,通过保湿可以增加皮肤的含水量、维持或修复皮肤的屏障功能,同时可以去除细小的皱纹。IPL 术前和术后都可以使用保湿产品,由于此时皮肤屏障功能无损伤或已经得到修复,故根据当时皮肤的状态、皮肤的类型和季节来选择适当的保湿产品。IPL 术后短时间内,由于皮肤屏障功能会有不同程度的损害,故此时有选择性质比较温和的保湿产品,以免加重皮肤屏障功能的破坏。

3. 防晒剂　防晒是皮肤护理的第三个重要步骤,其实也是最重要的步骤,因为阳光中的紫外线不仅会使皮肤晒黑和晒伤,还会导致皮肤光老化,出现色斑、色素不均、皱纹形成等皮肤问题,而且 IPL 术后皮肤屏障功能有不同程度的损伤,对紫外线的抵御能力下降,皮肤更容易晒黑、晒伤,故必须在 IPL 治疗前后注意防晒。此外,IPL 后皮肤因强脉冲光的作用会有一定程度的炎症形成,如果不做好防晒,更容易造成炎症后色素沉着。防晒除了避免阳光下曝晒和使用雨伞等遮阳物品外,使用防晒产品是十分重要的。防晒产品的选择,在术前和术后皮肤屏障功能恢复后可以使用一般的防晒产品,但要选用广谱防晒(具有 SPF 和 PA 两种防晒标志)、有足够的防晒功效的产品。术后最初的几天选择针对敏感皮肤或主要由物理防晒剂组成的防晒产品。产品防晒功效的选择视所处环境中紫外线的强弱而定。一般来说,由于在室内会受到窗口中透入的紫外线(主要为 UVA)、室内各种光源辐射的紫外线的影响,故也要使用防晒产品,可以选择 SPF15/PA+ 以内的产品。在室外,阴天或树荫下的室外活动,选择 SPF15~25/PA+~+++;直接在阳光下活动,选择 SPF25~30+/PA++~+++;高强度紫外线辐射的环境,如雪山、海滩、高原等,或春末、夏季阳光下活动,使用 SPF50+/PA++++;如活动涉及出汗或水下工作,应选择防水抗汗类产品。

（陈平　赖维）

第八章 强脉冲光治疗的长期疗效观察

Chapter 8 Long-term Clinical Follow-up Observation of Intense Pulsed Light Treatment

第一节 强脉冲光对光老化皮肤治疗的长期疗效观察

I Long-Term Follow-up Observation of Intense Pulsed Light on Photoaging

按照上述的理论指导,选择恰好的能量密度,光子嫩肤对于光老化皮肤每一次的治疗都有效,最好的对比是半边脸对照,可以看到皮肤即刻比对侧的皮肤洁净,色素斑点变褐色,或扩张的毛细血管收缩变灰色。以后每一次的治疗效果可叠加,长期持续、间隔的治疗可看到长期的皮肤抗衰老的效果(图 8-1-1~ 图 8-1-10)。

皮肤衰老是一个长期渐进的过程,其表现早期表皮层细胞脱水,中期真皮层胶原流失、弹性下降,皮肤"砖墙结构"破坏;后期皮下组织萎缩,皮肤全层失去弹性,皮肤甚至可能出现癌变(基底细胞癌或鳞状上皮癌)。这一过程可能数年也可能数十年。在我们长达12 年的光子嫩肤治疗 5300 多例的病例中我们首先发现治疗者的皮肤没有一例皮肤癌的发生。对于这大样本的病例如何做好有效性的回顾并作出客观的评价? 2014 年初作者向哈佛大学威尔曼激光实验室的 Rox Anderson 教授提出上述问题,他惊讶我们储存了如此大样本的临床资料并给出两个方案:①请 10 位皮肤科医师将患者历次照片顺序打乱,让

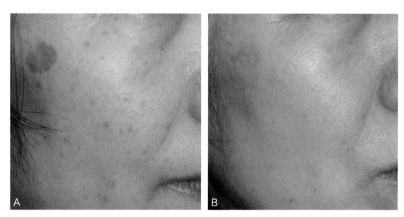

图 8-1-1 长期疗效观察

A. 光老化皮肤治疗前 B. 治疗后 6 年(B)

治疗参数:手具 560,能量 22J/cm², 脉宽 2.4/6.0ms, 延迟时间 20ms

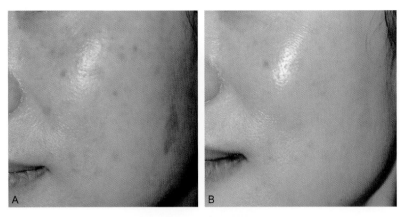

图 8-1-2 长期疗效观察
A. 光老化皮肤治疗前 B. 治疗后 10 年
治疗参数：手具 560，能量 22J/cm²，脉宽 2.6/6.0ms，延迟时间 20ms

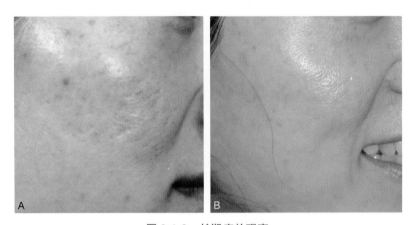

图 8-1-3 长期疗效观察
A. 毛孔粗大皮肤治疗前 B. 治疗后 13 年
治疗参数：手具 640，能量 24J/cm²，脉宽 2.4/6.0ms，延迟时间 20ms

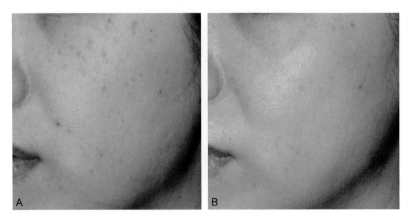

图 8-1-4 长期疗效观察
A. 雀斑皮肤治疗前 B. 治疗后 5 年
治疗参数：手具 560，能量 18J/cm²，脉宽 3.5/6.0ms，延迟时间 20ms

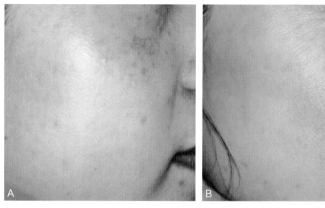
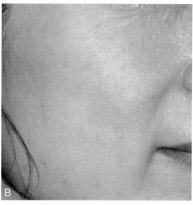

图 8-1-5 长期疗效观察

A. 光老化皮肤治疗前 B. 治疗后 12 年

治疗参数:手具 560,能量 24J/cm²,脉宽 2.8/6.0/6.0ms,延迟时间 20/20ms

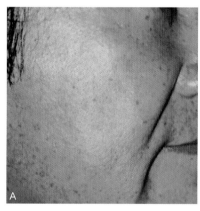
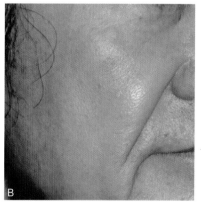

图 8-1-6 长期疗效观察

A. 光老化皮肤治疗前 B. 治疗后 13 年

治疗参数:手具 640,能量 26J/cm²,脉宽 4.2/7.0/7.0ms,延迟时间 30/30ms

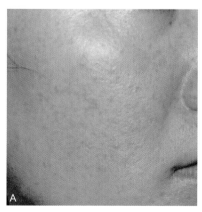
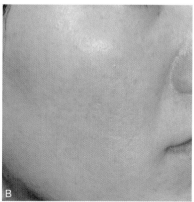

图 8-1-7 长期疗效观察

A. 光老化皮肤治疗前 B. 治疗后 6 年

治疗参数:手具 560,能量 22J/cm²,脉宽 2.4/6.0ms,延迟时间 20ms

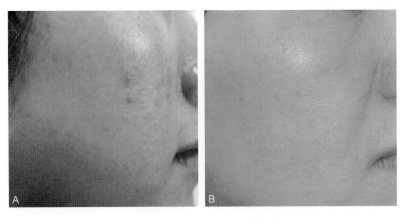

图 8-1-8 长期疗效观察

A. 光老化皮肤治疗前 B. 治疗后 8 年

治疗参数：手具 640，能量 20J/cm²，脉宽 4.0/7.0ms，延迟时间 25ms

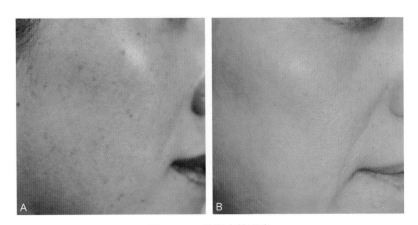

图 8-1-9 长期疗效观察

A. 光老化皮肤治疗前 B. 治疗后 12 年

治疗参数：手具 560，能量 24J/cm²，脉宽 2.8/6.0/6.0ms，延迟时间 20/20ms

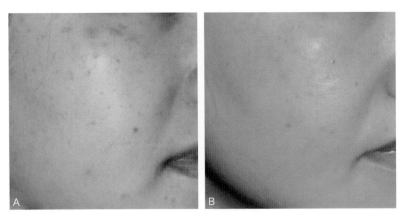

图 8-1-10 长期疗效观察

A. 光老化皮肤治疗前 B. 治疗后 7 年

治疗参数：手具 560，能量 24J/cm²，脉宽 2.8/6.0/6.0ms 延迟时间 20/20ms

他们以皮肤科医师的专业眼光评定该患者照片的皮肤年龄是三十岁、四十岁还是五十岁，排序列出其有效率；②请 3 位非美容专业的人员让他们对患者照片进行随机评估，排序得出有效率。由于临床医师工作繁忙，故而选择了第二种方案，得出有效率，结果令人振奋！具体如下：

2010 年 10 月 ~2014 年 7 月共使用 IPL 治疗皮肤病变 5300 例，除去皮肤血管瘤治疗的 82 例，则治疗光老化皮肤为 5218 例。本组病历 2534 例，10 年内治疗最少 3 次，最多 57 次。根据哈佛大学激光研究所的 Rox Anderson 教授的建议，请 3 位非美容专业人员对该疗效进行盲评。抽样分析流程：由 3 名普通人士（非美容专业人员），分别对患者照片进行的随机评估。评估时，照片时间不可见，避免因治疗次数对评估者造成干扰。将肤质分为 A（优秀）、B（良好）、C（普通）、D（较差）、E（很差）5 个等级排序，得出不同好转程度在所有样本中所占比例。其中 IPL 治疗 A+B+C 相加得出其有效率。结果：2014 年 4 月统计 1734 例得出有效率为 77.71%，两种以上激光联合治疗有效率为 94.16%（表 8-1-1）；2014 年 6 月统计 2534 例得出有效率为 88.24%，联合治疗有效率为 96.45%（表 8-1-2）。

表 8-1-1 统计 1734 例的有效率 | 表 8-1-2 统计 2534 例的有效率

治疗前肤质等级	治疗后肤质等级	IPL 百分比	IPL 联合百分比	治疗前肤质等级	治疗后肤质等级	IPL 百分比	IPL 联合百分比
E	E	2.84%	1.95%	E	E	2.63%	0.92%
E	D	2.65%	2.36%	E	D	4.15%	1.58%
E	C	11.23%	7.50%	E	C	9.36%	6.55%
E	B	10.12%	8.69%	E	B	9.62%	8.25%
E	A	1.28%	12.75%	E	A	3.25%	13.66%
D	D	2.56%	1.53%	D	D	4.98%	1.05%
D	C	14.78%	8.15%	D	C	11.68%	9.62%
D	B	26.69%	12.36%	D	B	24.38%	13.49%
D	A	2.70%	20.91%	D	A	4.70%	19.01%
C	C	2.13%	1.69%	C	C	1.39%	1.58%
C	B	8.54%	5.20%	C	B	8.21%	6.10%
C	A	9.80%	10.9%	C	A	10.55%	12.02%
B	B	0.80%	1.60%	B	B	1.34%	1.36%
B	A	2.25%	3.35%	B	A	2.58%	4.22%
A	A	1.63%	1.06%	A	A	1.18%	0.59%

从我们 2002—2008 年的 1287 例及 2002—2010 年 2534 例的疗效分析，前期有效率为 77.17%，后期为 88.24%，从中可以看出强脉冲光临床实践的重要性。通过对 IPL 理论的深入理解，各参数的合理选择，操作技巧的提升，其疗效必然不断地提高；而每次治疗后记下各参数，治疗前后照相对照是不断取得进步的关键。

　　除了第三方的评价,笔者团队还对 10 年前(2002 年、2003 年)开始接受 IPL 嫩肤治疗的 337 例病人做出随访,随访到 213 例,请病人自评治疗效果。病人自评:很满意 181 例(占 85%),较满意 25 例(12%),仅 6 例(3%)患者表示效果不明显。

　　笔者在长达十几年的临床观察中发现影响 OPT 皮肤重建疗效的因素有:①技术参数的选择和调整:滤光片(手具)的选择、能量密度、脉宽、脉冲延迟时间、脉冲数的选择;②明确皮肤类型的分类;③操作时观察皮肤的终点反应;④治疗次数的多少(详见第六章)。

　　皮肤不断衰老是不可抗拒的自然规律,而定期做 IPL 的治疗能使皮肤不断更新而延缓衰老。如此医者和患者都满意。经过 10 年 IPL 治疗的长期大样本的观察,IPL 可作为常规的皮肤抗衰老手段(图 8-1-11~ 图 8-1-16)。

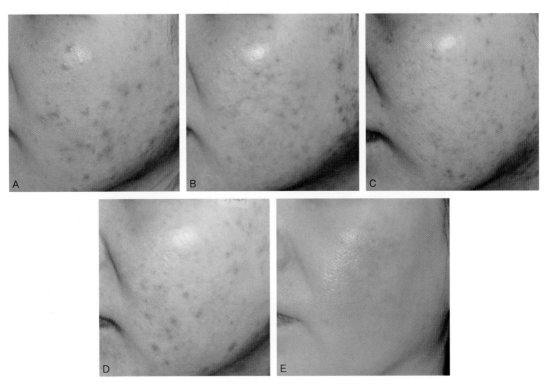

图 8-1-11　痤疮皮肤长期疗效观察
A. 治疗前　B. 治疗 2 次后　C. 治疗 5 次后　D. 治疗 7 次后　E. 治疗 32 次 10 年后

治疗时间	治疗次数	治疗参数
2004-07-24	第 1 次治疗	手具 560,能量 16J/cm², 脉宽 3.0/6.0ms,延迟时间 20ms
2004-08-13	第 2 次治疗	手具 560,能量 18J/cm², 脉宽 3.0/6.0ms,延迟时间 20ms
2004-12-10	第 5 次治疗	手具 560,能量 16J/cm², 脉宽 3.0/6.0ms,延迟时间 20ms
2007-03-24	第 7 次治疗	手具 640,能量 18J/cm², 脉宽 4.0/6.0ms,延迟时间 20ms
2014-06-10	第 32 次治疗	手具 640,能量 20J/cm², 脉宽 4.0/6.0ms,延迟时间 20ms

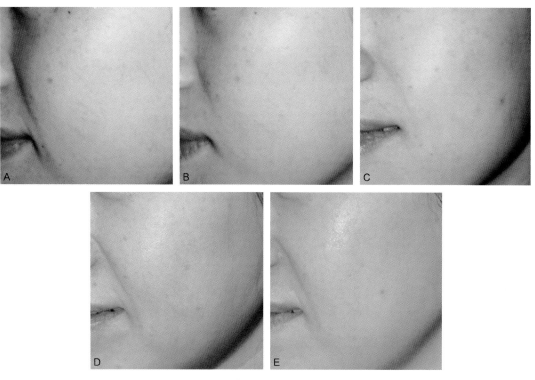

图 8-1-12　光老化皮肤长期疗效观察

A. 治疗前　B. 治疗 1 次后　C. 治疗 12 次 3 年后　D. 治疗 24 次 10 年后　E. 治疗 26 次 11 年后

治疗时间	治疗次数	治疗参数
2003-07-12	第 1 次治疗	手具 560,能量 18J/cm^2,脉宽 2.4/5.0ms,延迟时间 15ms
2003-09-13	第 2 次治疗	手具 640,能量 20J/cm^2,脉宽 4.2/6.0ms,延迟时间 20ms
2006-01-02	第 12 次治疗	手具 560,能量 18J/cm^2,脉宽 2.8/6.0ms,延迟时间 20ms
2013-01-30	第 24 次治疗	手具 560,能量 20J/cm^2,脉宽 2.8/5.0ms,延迟时间 20ms
2014-10-31	第 26 次治疗	手具 640,能量 20J/cm^2,脉宽 4.0/6.0ms,延迟时间 20ms

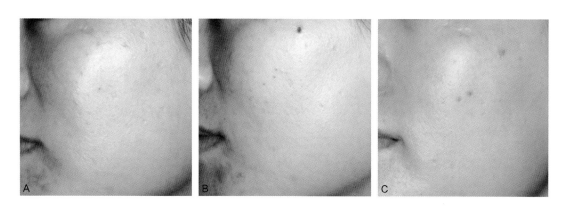

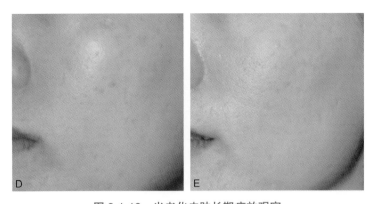

图 8-1-13　光老化皮肤长期疗效观察

A. 治疗前　B. 治疗 4 次后　C. 治疗 6 次 3 年后　D. 治疗 9 次 6 年后　E. 治疗 25 次 11 年后

治疗时间	治疗次数	治疗参数
2003-08-04	第 1 次治疗	手具 640，能量 18J/cm²，脉宽 4.6/6.4ms，延迟时间 15ms
2003-08-25	第 2 次治疗	手具 640，能量 19J/cm²，脉宽 4.6/6.4ms，延迟时间 20ms
2006-07-14	第 6 次治疗	手具 640，能量 20J/cm²，脉宽 4.8/6.0ms，延迟时间 20ms
2009-08-02	第 9 次治疗	手具 640，能量 21J/cm²，脉宽 4.6/6.0ms，延迟时间 20ms
2014-03-20	第 25 次治疗	手具 560，能量 20J/cm²，脉宽 3.5/6.0ms，延迟时间 20ms

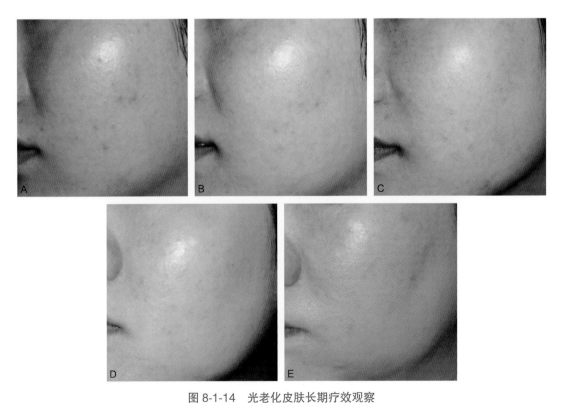

图 8-1-14　光老化皮肤长期疗效观察

A. 治疗前　B. 治疗 5 次后　C. 治疗 8 次 1 年后　D. 治疗 20 次 5 年后　E. 治疗 56 次 11 年后

治疗时间	治疗次数	治疗参数
2003-10-11	第 1 次治疗	手具 640，能量 18J/cm²，脉宽 4.6/6.4ms，延迟时间 20ms
2003-10-27	第 2 次治疗	手具 640，能量 19J/cm²，脉宽 4.8/6.8ms，延迟时间 20ms
2004-02-17	第 8 次治疗	手具 560，能量 18J/cm²，脉宽 3.0/6.0ms，延迟时间 25ms
2006-08-07	第 20 次治疗	手具 560，能量 20J/cm²，脉宽 3.2/6.0ms，延迟时间 25ms
2014-03-20	第 56 次治疗	手具 640，能量 22J/cm²，脉宽 4.0/6.0ms，延迟时间 20ms

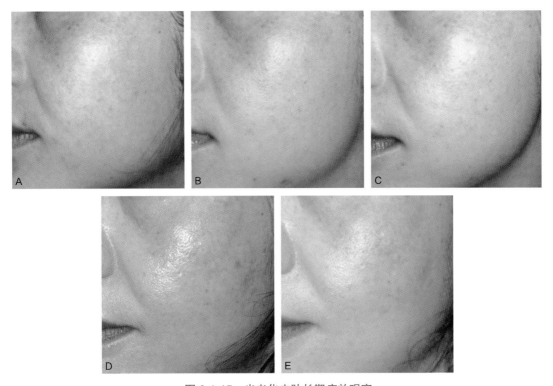

图 8-1-15 光老化皮肤长期疗效观察

A. 治疗前　B. 治疗 2 次后　C. 治疗 8 次后 1 年　D. 治疗 20 次 8 年后　E. 治疗 25 次 10 年后

治疗时间	治疗次数	治疗参数
2003-08-04	第 1 次治疗	手具 640，能量 18J/cm²，脉宽 4.6/6.4ms，延迟时间 20ms
2003-08-25	第 2 次治疗	手具 640，能量 19J/cm²，脉宽 4.6/6.4ms，延迟时间 20ms
2006-07-14	第 10 次治疗	手具 640，能量 20J/cm²，脉宽 4.2/6.0ms，延迟时间 20ms
2009-08-02	第 18 次治疗	手具 640，能量 20J/cm²，脉宽 4.0/6.0ms，延迟时间 20ms
2014-09-29	第 25 次治疗	手具 590，能量 20J/cm²，脉宽 6.0/8.0ms，延迟时间 30ms

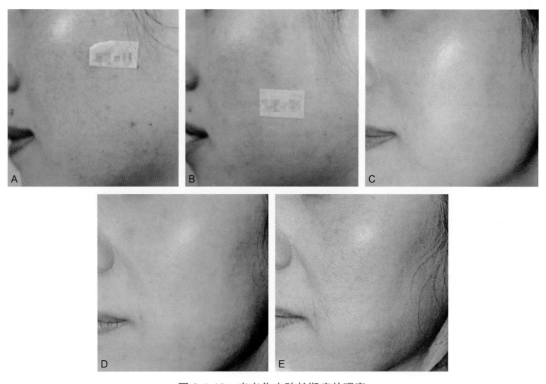

图 8-1-16　光老化皮肤长期疗效观察
A. 治疗前　B. 治疗 1 次后　C. 治疗 5 次后　D. 治疗 10 次后　E. 治疗 15 次 12 年后

治疗时间	治疗次数	治疗参数
2002-12-03	第 1 次治疗	手具 640，能量 18J/cm²，脉宽 4.6/6.4ms，延迟时间 20ms
2003-01-11	第 2 次治疗	手具 640，能量 20J/cm²，脉宽 4.2/6.0ms，延迟时间 20ms
2006-08-05	第 5 次治疗	手具 560，能量 18J/cm²，脉宽 4.0/6.0ms，延迟时间 20ms
2010-10-22	第 10 次治疗	手具 560，能量 20J/cm²，脉宽 3.5/6.0ms，延迟时间 20ms
2014-12-17	第 15 次治疗	手具 560，能量 18J/cm²，脉宽 3.0/6.0ms，延迟时间 20ms

第二节　强脉冲光对皮肤血管性病变治疗的长期疗效观察
Ⅱ　Long-term Follow-up Observation of Intense Pulsed Light on Vascular Lesions

　　在 7200 例的强脉冲光治疗病例中，据不完全统计，笔者团队 2002 年起用强脉冲光治疗皮肤血管性病变共 1919 例，其中毛细血管扩张 276 例，血管瘤 90 例，酒渣鼻 45 例，红色瘢痕 457 例。

　　强脉冲光对于皮肤血管性病变的治疗：选择手具（滤光片）560、570 或 590；脉宽延长（尤其是第一脉宽）、脉冲延迟时间缩短、较高的能量密度照射，利用强脉冲光的热效应使病变的血管受热收缩,血管闭锁,病灶消退。而脉宽长短的选择通常根据血管的管径大小来决定,管径大的血管其热弛豫时间较长,反之较短;在临床的实际工作中难以精确计算,依临床表现观察,毛细血管管径最小,其次可能是草莓状血管瘤、鲜红斑痣等。当选择长的脉宽治疗时,能量密度要相应的提高,观察的终点反应是病灶变灰,周边变红(第六章)。

　　对于表浅的毛细血管扩张一次治疗可见毛细血管闭锁,病灶痊愈(图 8-2-1);对于草莓状毛细血管瘤,则需 2~3 次治疗(图 8-2-2);对于毛细血管扩张性红斑可多达 10 次治疗(图 8-2-3);酒渣鼻毛细血管扩张期需 4~5 次治疗(图 8-2-4);对于鲜红斑痣,表浅型多次治疗病灶可消退(图 8-2-5);而厚重者需配合长脉冲 1064 光治疗(图 8-2-6)。对于外伤性毛细血管红斑(包括 CO_2 点阵激光术后红斑)需 1~2 次治疗(图 8-2-7、图 8-2-8)。治疗间隔时间 3~4 周,如果前一次治疗过度出现水疱及皮肤破损则间隔期延长至 6 周。

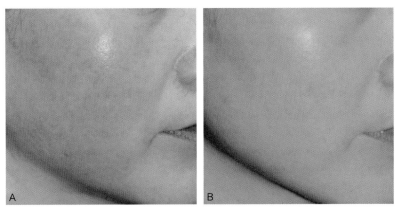

图 8-2-1　毛细血管扩张疗效对比图
A. 治疗前　B. 治疗 1 次后
治疗参数:手具 570,能量 15J/cm²,脉宽 15ms

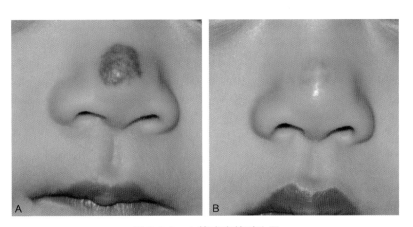

图 8-2-2　血管瘤疗效对比图
A. 治疗前　B. 治疗 3 次后
治疗参数:手具 590,能量 27J/cm²,脉宽 10/10ms,延迟时间 40ms

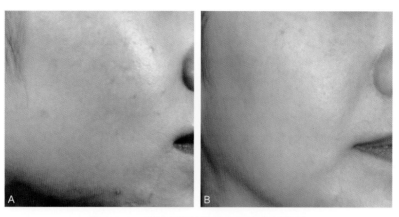

图 8-2-3 毛细血管扩张性红斑疗效对比图
A. 治疗前 B. 治疗 10 次后
治疗参数：手具 640，能量 32J/cm²，脉宽 4.0/6.0ms，延迟时间 20ms

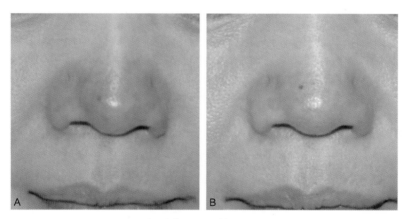

图 8-2-4 酒渣鼻毛细血管扩张疗效对比图
A. 治疗前 B. 治疗 5 次后
治疗参数：手具 560，能量 26J/cm²，脉宽 3.4/5.0ms，延迟时间 20ms

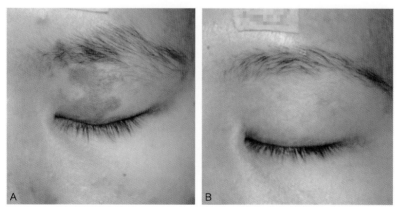

图 8-2-5 鲜红斑痣疗效对比图
A. 治疗前 B. 治疗 6 次后
治疗参数：手具 570，能量 20J/cm²，脉宽 15ms

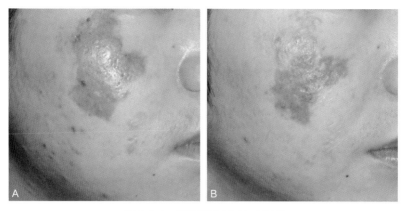

图 8-2-6　鲜红斑痣疗效对比图
A. 治疗前　B. 治疗 5 次后
治疗参数：手具 590，能量 32J/cm²，脉宽 10/10ms，延迟时间 40ms
手具 LP1064，能量 70J/cm²，脉宽 15ms

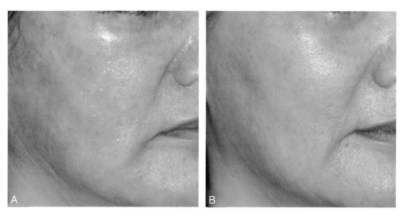

图 8-2-7　点阵激光术后红斑疗效对比图
A. 治疗前　B. 治疗 1 次 6 天后
治疗参数：手具 590，能量 24J/cm²，脉宽 5.0/6.0/6.0ms，延迟时间 30/30ms

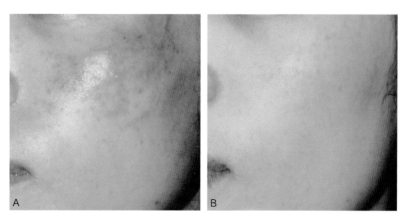

图 8-2-8　外伤性毛细血管红斑疗效对比图
A. 治疗前　B. 治疗 3 次 8 个月后
治疗参数：手具 570，20J/cm²，脉宽 15ms

第三节　强脉冲光对痤疮皮肤治疗的长期疗效观察

Ⅲ　Long-term Follow-up Observation of Intense Pulsed Light on Acne

　　自 2002 年起,在 7200 例强脉冲光治疗病例中,据不完全统计,用强脉冲光治疗痤疮皮肤共 1089 例,其中白头粉刺型 282 例,脓疱型 123 例,结节型 200 例,囊肿型 110 例,混合型 374 例。

　　强脉冲光对于痤疮皮肤的治疗,炎症期的痤疮针对炎症反应的血管治疗,治疗模式参数的选择如第二节所述,选择手具(滤光片)560、570 或 590;脉宽延长、脉冲延迟时间中等、足够高的能量密度照射,同样利用强脉冲光的热效应使炎症性的血管受热收缩,血管闭锁,炎症消退;同时足够高的能量进入皮内使其皮内温度升高,当温度高于 38℃高于细菌的耐受温度时,细菌凋亡、炎症消退。局部合并有白头、栓子或囊肿者,先用 CO_2 激光超脉冲模式汽化白头、栓子,消除囊肿和脓液,2~3 周后再行强脉冲光治疗(图 8-3-1、图 8-3-2)。非炎症期的痤疮,选择 640 等长波手具(滤光片),参数选择同样长脉宽、足够高的能量密度治疗,通过

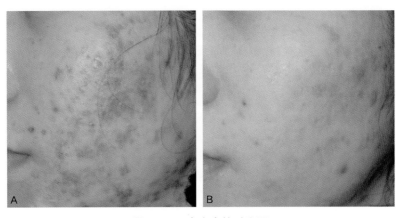

图 8-3-1　痤疮疗效对比图
A. 治疗前　B. 治疗 2 次 2 个月后
治疗参数:手具 590,能量 16J/cm^2,脉宽 4.0/6.0ms,延迟时间 30ms

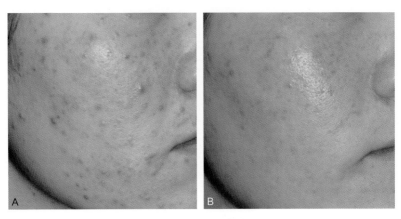

图 8-3-2　痤疮疗效对比图
A. 治疗前　B. 治疗 3 次 3 个月后
治疗参数:手具 590,能量 21J/cm^2,脉宽 4.0/6.0/6.0ms,延迟时间 40/40ms

收缩毛孔改变皮肤质地使痤疮不再发生。临床观察可见 5 年、7 年甚至 10 年未见痤疮复发（图 8-3-3、图 8-3-4）。

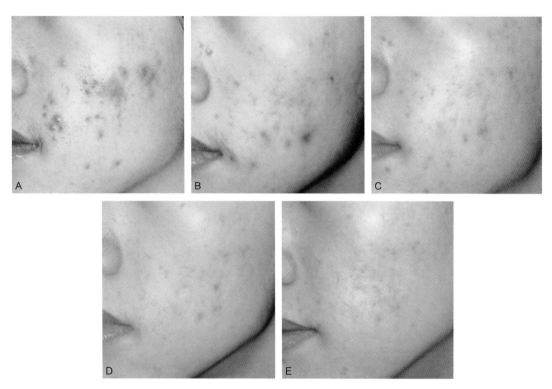

图 8-3-3 痤疮疗效对比图

A. 治疗前　B. 治疗 2 次后　C. 治疗 3 次后　D. 治疗 4 次后　E. 治疗 5 次 6 年后

治疗时间	治疗次数	治疗参数
2007-03-28	第 1 次治疗	手具 560，能量 20J/cm^2，脉宽 3.4/5.0ms，延迟时间 20ms
2007-04-23	第 2 次治疗	手具 560，能量 22J/cm^2，脉宽 3.4/5.0ms，延迟时间 20ms
2007-05-16	第 3 次治疗	手具 560，能量 24J/cm^2，脉宽 3.4/5.0ms，延迟时间 20ms
2007-07-20	第 4 次治疗	手具 560，能量 26J/cm^2，脉宽 3.4/5.0ms，延迟时间 20ms
2007-08-22	第 5 次治疗	手具 640，能量 28J/cm^2，脉宽 4.6/6.0ms，延迟时间 20ms

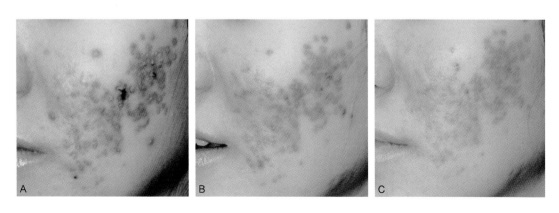

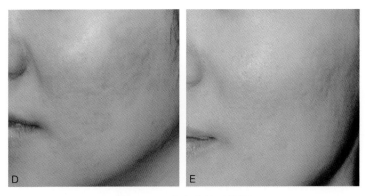

图 8-3-4　痤疮疗效对比图
A. 治疗前　B. 治疗 1 次后　C. 治疗 2 次后　D. 治疗 4 次后　E. 治疗 5 次 6 年后

治疗时间	治疗次数	治疗参数
2010-11-01	第 1 次治疗	手具 560，能量 25J/cm^2，脉宽 3.4/5.0ms，延迟时间 20ms
2010-11-25	第 2 次治疗	手具 560，能量 27J/cm^2，脉宽 3.0/4.0ms，延迟时间 20ms
2010-12-20	第 3 次治疗	手具 560，能量 30J/cm^2，脉宽 3.4/5.0ms，延迟时间 20ms
2011-05-17	第 4 次治疗	手具 570，能量 18J/cm^2，脉宽 15ms
2011-07-18	第 5 次治疗	手具 640，能量 18J/cm^2，脉宽 4.0/4.0ms，延迟时间 20ms

第四节　强脉冲光对雀斑皮肤治疗的长期疗效观察

Ⅳ　**Long-term Follow-up Observation of Intense Pulsed Light on Freckle**

　　强脉冲光对于雀斑皮肤的治疗，还是首选 560 手具，而肤色深者可选择 590 或 640 手具，第一脉宽缩短；治疗的观察终点是雀斑病灶即刻变灰随后变黑，一般需 3 次左右治疗，4 周一次，病灶多次治疗完全消退后未见复发（图 8-4-1~ 图 8-4-3）。窄波强脉冲光（DPL）对雀斑的治疗针对性也更强（图 8-4-4）。

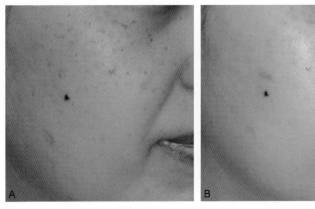

图 8-4-1　雀斑皮肤的疗效观察
A. 治疗前　B. 治疗 2 次后
治疗参数：手具 560，能量 20J/cm^2，脉宽 3.0/6.0ms，延迟时间 20ms

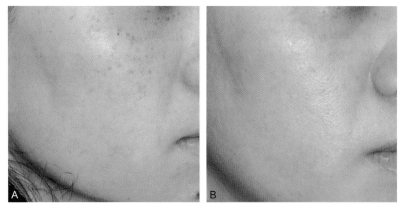

图 8-4-2　雀斑皮肤的疗效观察
A. 治疗前　B. 治疗 2 次后
治疗参数：手具 560，能量 21J/cm²，脉宽 2.8/6.0ms，延迟时间 20ms

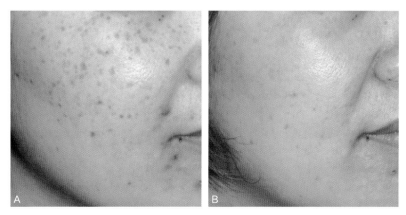

图 8-4-3　雀斑皮肤的疗效观察
A. 治疗前　B. 治疗 3 次后
治疗参数：手具 560，能量 22J/cm²，脉宽 2.8/6.0ms，延迟时间 20ms

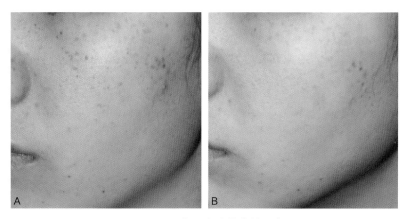

图 8-4-4　雀斑皮肤的疗效观察
A. 治疗前　B. 治疗 1 次后
治疗参数：手具 DPL（500~600nm），能量 10J/cm²，脉宽 15ms

第五节　强脉冲光对黄褐斑皮肤治疗的长期疗效观察
V   Long-term Follow-up Observation of Intense Pulsed Light on Melasma

　　强脉冲光对黄褐斑皮肤的治疗是一个长期的过程,是利用强脉冲光的热效应,希望通过热对皮肤的调节,使皮肤代谢增强,色斑慢慢退去。因此,第一,让病人首先要有耐心,不是一两次或三四次治疗就看到色斑退去;第二,治疗时选择 640 手具,第一脉宽延长,3 个脉冲数,低流量治疗;第三,光斑测试不能出现红斑反应;第四,4 周一次治疗,流量的递增 5%;第五,治疗后严格地保湿防晒,不能自行用任何的去斑产品。长期疗效统计有效率占治疗患者总数的 80%(图 8-5-1~ 图 8-5-3)。

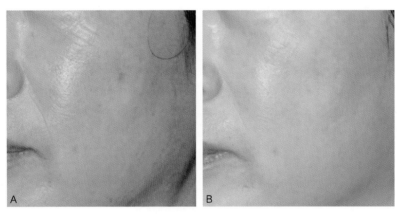

图 8-5-1　黄褐斑的疗效观察
A. 治疗前　B. 治疗 7 次 2 年后
治疗参数:手具 640,能量 21J/cm²,脉宽 4.0/6.0/6.0ms,延迟时间 30/30ms

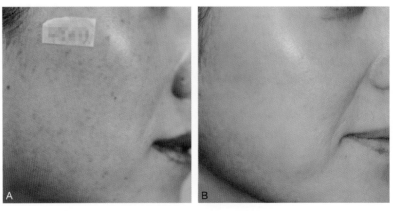

图 8-5-2　黄褐斑的疗效观察
A. 治疗前　B. 治疗 14 次 10 年后
治疗参数:手具 640,能量 21J/cm²,脉宽 4.8/6.0/6.0ms,延迟时间 20/20ms

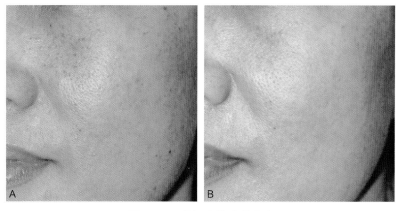

图 8-5-3　黄褐斑的疗效观察

A. 治疗前　B. 治疗 3 次后

治疗参数：手具 640，能量 21J/cm²，脉宽 4.0/6.0/6.0ms，延迟时间 30/30ms

第六节　强脉冲光对顽固性过敏性皮炎治疗的长期疗效观察

VI　Long-term Follow-up Observation of Intense Pulsed Light on Allergic Dermatitis

　　近年所见的顽固性过敏性皮炎多为皮肤护理过度所致，多有滥用激素类护肤品或外用药的病史，其面部皮肤的表现为皮肤潮红、肿胀、瘙痒、部分脱屑，病情反复常常迁延数月或数年，发作时病人多处于焦虑状态（图 8-6-1）。

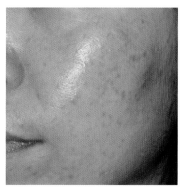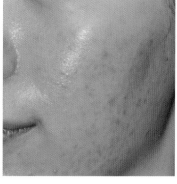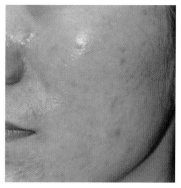

图 8-6-1　过敏性皮炎的表现

　　对于顽固性过敏性皮炎的治疗，首先请病人停用所有原来使用不当的外用药及护肤品，洗澡洗脸时尽量减轻对皮肤的过冷或过热的刺激，调节情绪舒缓心情。

　　手具的选择：590 手具，590 为黄光，对皮肤有光调作用；脉冲数的选择：双脉冲；脉宽的选择：第一脉冲的脉宽尽可能延长（2 个脉宽可以选择 9ms/6ms），第一脉宽延长的目的是为了减轻其表皮的过度刺激，只是取其光调的作用，当治疗持续皮肤敏感状态缓解后第一脉宽缩窄（2 个脉宽可以选择 6ms/8ms），可起到去除表皮色素的作用；延迟时间 30 毫秒；能量密度的选择，平均子脉冲的能量从 5~6J/cm² 开始（总能量密度 10~12J/cm²），治疗 3 次以后观察皮肤敏感状态减轻逐渐增加治疗剂量，大约增加 10%，也就是 1~2J；2 周一次治疗，皮肤敏感状态缓解后转入皮肤重建的治疗模式则4周一次治疗,治疗2年后皮肤完全脱敏(图8-6-2)。强脉冲光治疗炎症皮肤的原理是通过收缩炎症扩张的毛细血管,减少炎性介质的释放,修复屏障功能,增强皮肤的新陈代谢,皮肤得以恢复到健康的状态。

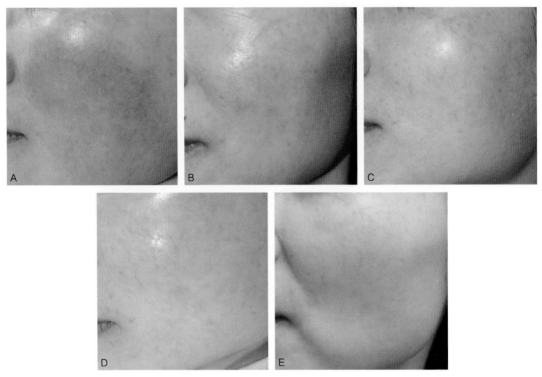

图 8-6-2 顽固性过敏性皮炎的疗效观察
A. 治疗前 B. 治疗 4 次后 C. 治疗 7 次后 D. 治疗 14 次后 E. 治疗 19 次后
治疗参数:手具 590,能量 12J/cm², 脉宽 9.0/5.0ms,延迟时间 50ms

第七节 强脉冲光对外伤性瘢痕治疗的长期疗效观察

VII Long-term Follow-up Observation of Intense Pulsed Light on Traumatic Scar

近 20 多年来交通意外所致的外伤屡见不鲜,瘢痕的形成显而易见;随着生活水平的提高,人们对手术瘢痕或小时候外伤留下的瘢痕又是那么介怀。由此,每天到美容科来寻求激光治疗瘢痕的病人越来越多。我们知道当皮肤遭遇外伤、炎症或手术(图8-7-1)以后必然会留下瘢痕,因为所有的创伤其愈合过程必然是瘢痕形成的过程。皮肤的创伤愈合过程中分为炎症、增殖和重塑三个阶段,历时较长,轻者影响容貌,重者伴有局部功能的障碍。多年的临床实践及相关的实验已证明,激光早期干预瘢痕的愈合过程将大大缩短病程,防止瘢痕过度生长;激光治疗瘢痕有效地使瘢痕重建。对于治疗时机的选择我们需要先了解创伤的愈合过程。

在创伤之时,机体就马上进入炎症阶段,将持续 48 小时或更久。早期血管痉挛,组织缺氧缺血,微血栓形成。继之血管扩张,毛细血管通透性增加,受伤的组织局部水肿,临床表现为局部红、肿、热、痛。

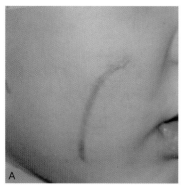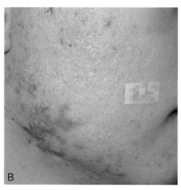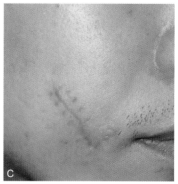

图 8-7-1　皮肤瘢痕的表现
A. 外伤瘢痕　B. 炎症性痤疮瘢痕　C. 手术瘢痕

在缺氧和血管生长因子,如成纤维细胞生长因子的刺激下,伤口处出现内皮细胞,导致血管新生。增殖阶段以成纤维细胞、内皮细胞及角质形成细胞向伤口游走为特征。细胞外基质由Ⅰ型胶原、Ⅲ型胶原、纤维链接蛋白、弹力蛋白、蛋白聚糖组成。成纤维细胞在基质形成中起了主要的作用。角质形成细胞启动伤口表皮再生过程,同时重建基底膜。此时大量毛细血管发芽,新生毛细血管长入创面纤维蛋白基质,从而形成分支复杂的毛细血管网。在瘢痕成熟阶段(2~3 周),胶原网和蛋白聚糖得以重塑。成纤维细胞开始凋亡,新生的血管在正常的瘢痕会发生退行性变,在此过程中,透明质酸逐渐被氨基葡聚糖取代。愈合过程中,Ⅰ型与Ⅲ型胶原纤维均增加,随着瘢痕的成熟与重塑,Ⅲ型胶原的比例会下降。

以往对增生性瘢痕的治疗有两大策略:抑制成纤维细胞的过度增生,减少胶原合成和促进降解;抑制瘢痕中血管的生成。

增生性瘢痕的主要病理特点:成纤维细胞的过度增生,胶原合成增加,胶原等结缔组织基质的过度沉积,同时胶原降解受限;Ⅰ/Ⅲ型胶原比例失调;表皮 - 真皮连接不完整,大部分皮肤附属器官受损,皮肤的正常生理功能部分丧失或障碍;毛细血管异常增多,血管通透性增加,多为非生理性的血液循环;合并色素异常如色素沉着、色素减退或色素脱失。

增生性瘢痕或瘢痕疙瘩被认为成纤维细胞凋亡不足或延迟、增殖过度导致胶原纤维过度沉淀;毛细血管异常增多,新生的血管始终存在并持续充血。临床表现瘢痕红肿、质硬、挛缩。瘢痕疙瘩还有蟹足样侵入正常组织的改变。

普遍用于临床增生性瘢痕治疗的脉冲染料激光、Nd:YAG 532 激光、强脉冲光等,正是利用激光的选择性作用原理,选择性作用于瘢痕中增生的血管,抑制瘢痕中微血管的形成,达到抑制瘢痕增生的作用。而强脉冲光在瘢痕的治疗中首先针对新鲜瘢痕中新生的过度生长的毛细血管进行治疗,而对陈旧性萎缩性瘢痕则针对增加胶原蛋白的弹性进行治疗。

治疗注意事项:由于外伤性增生性瘢痕新生的毛细血管异常增多,瘢痕增厚,表皮 - 真皮连接不完整,受伤后 2~3 周开始治疗,治疗时需注意选择 590 滤光片或手具,选择长脉宽低流量治疗,以减少表皮的刺激,3~4 周一次,多次治疗后慢慢增加流量(图 8-7-2)。

对于手术后瘢痕,CO_2 点阵激光术后红斑同样 2~3 周开始治疗,同样长脉宽,不同的是选择较高流量治疗(图 8-7-3)。

对于炎症痤疮消退后的皮肤红色瘢痕,同样选择长脉宽,但是选择高流量治疗(图 8-7-4)。

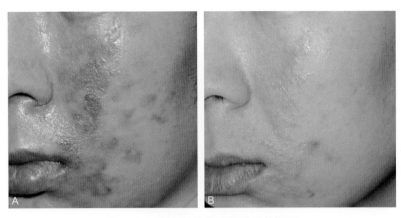

图 8-7-2　左面部外伤瘢痕治疗效果图
A. 治疗前　B. 治疗 7 次 5 个月后
治疗参数：AOPT Vascular，能量 8/10J/cm²，脉宽 6.0/7.0ms，延迟时间 30ms

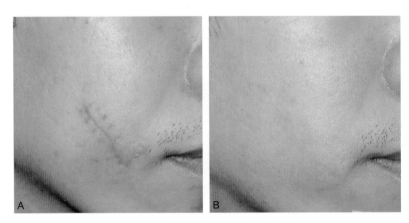

图 8-7-3　面部手术瘢痕治疗效果图
A. 治疗前　B. 治疗 3 次 6 个月后
治疗参数：手具 590，能量 21J/cm²，脉宽 6.0/8.0/8.0ms，延迟时间 30/30ms
手具 LP1064，能量 50J/cm²，脉宽 15ms，光斑 6mm

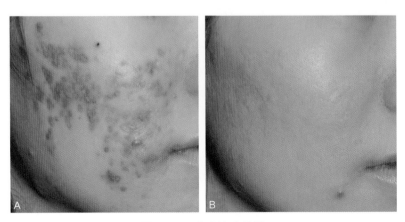

图 8-7-4　痤疮治疗效果
A. 治疗前　B. 治疗 5 次后
治疗参数：手具 560，能量 25J/cm²，脉宽 3.4/6.0ms，延迟时间 20ms

对于陈旧性萎缩性瘢痕的治疗,选择 640 滤光片或手具,长脉宽高流量治疗(图 8-7-5)。

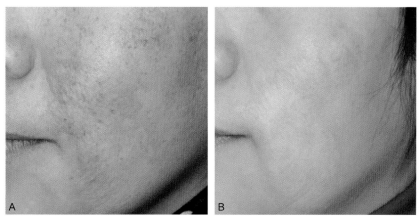

图 8-7-5　陈旧性瘢痕治疗效果图

A. 治疗前　B. 治疗 10 次 2 年后

治疗参数:瘢痕处:CO_2 点阵激光 DeepFX 手具,能量 12.5mJ/cm^2,频率 200Hz

全面部:手具 640,能量 24J/cm^2,脉宽 3.4/6.0ms,延迟时间 20ms

(陈平　Michael H. Gold　刘必来)

参 考 文 献

1. Ping C, Michael H Gold, D Xueliang, et al. A retrospective study on the clinical efficacy of the intense pulsed light source for photodamage and skin rejuvenation. J Cosmet Laser Ther, 2016, 18(4): 217-224

2. Negishi K, Tezuka Y, Kushikata N, et al. Photorejuvenation for asian skin by intense pulsed light. Dermatol Surg 2001; 27: 627-632

3. Grema H, Greve B, Raulin C. Skin-rejuvenation with nonablative laser-and light systems. Survey of literature and overview. Hautarzt 2002; 53: 585-592

4. Negishi K, Wakamatsu S, Kushikata N, et al. Full-face photorejuvenation of photodamaged skin by intense pulsed light with integrated contact cooling: Initial experiences in Asian patients. Lasers Surg Med 2002; 30: 298-305

5. Adatto MA. Photorejuvenation of the forearms by treating hyperpigmented lesions with intense pulsed light source: a case report. J Cosmet Laser Ther 2009; 5: 117-119

第九章　强脉冲光治疗副作用及处理

Chapter 9　Intense Pulsed Light Clinical Side Effects

在 IPL 的治疗中常见的并发症为:灼伤、痤疮加重、光敏感反应等。在 2004 年笔者对 700 例(IPL001-700 例)光子嫩肤患者的统计资料显示,出现不良反应者共 35 例(5%),其中灼伤 31 例(4.43%),表现为点状散在焦痂 17 例(2.43%),斑马线样结痂 12 例(1.71%),水疱 2 例(0.29%)。发生光过敏 3 例(0.43%),表现为串珠状小水疱、丘疹伴瘙痒、皮肤点状潮红;出现痤疮或毛囊炎 1 例(0.14%)。笔者还发现 31 例患者的皮肤分型均为Ⅳ、Ⅴ型皮肤,早期治疗中选择的脉宽较窄,平均子脉冲能量均 $\geq 10J/cm^2$ 时,出现灼伤。因此,在后面的治疗中我们对Ⅳ、Ⅴ型皮肤治疗时,适当将脉宽延长,平均子脉冲能量 $\leq 10J/cm^2$ 以策安全。2014 年,我们对后面治疗 1794 例(IPL701-2583 例)做统计分析显示:出现并发症的仅有 21 例(1.06%)共 37 人次,其中:水疱 6 人次(0.33%),红肿 1 人次(0.05%),色素沉着 9 人次(0.50%),斑马线 13 人次(0.72%),结痂 8 人次(0.44%)。可见,随着治疗经验的积累并发症随之减少。对 2583 例 IPL 治疗病例无色素脱失、紫癜或皮下出血、瘢痕等并发症。

第一节　烧　　伤
I　Burn

一、烧伤分类与处理

在光子嫩肤的治疗中,当能量密度过大,靶组织和表皮吸收过多的光子能量,表皮迅速升温,升温的速度大于散热的速度,必然造成周围组织的热损伤,即烧伤。其表现多为红斑(一度烧伤)、水疱(浅二度烧伤)(图 9-1-1),少见深二度烧伤(图 9-1-2),三度以上烧伤未曾出现。

预防:局部能量密度勿过高(参照第六章)。

处理:按烧伤创面处理:红斑(一度烧伤)涂抹保湿剂;浅二度烧伤之小水疱可保持水疱,待水疱自行吸收。大的水疱需则需要充分地给予引流。创面均需给予合适的抗菌药膏外涂;深二度需要积极创面处理,防止感染,避免创面加深,出现瘢痕。

二、二度烧伤的表现与处理

二度烧伤的主要表现为水疱,而水疱出现有 2 种:第一种,单个的水疱多为冷凝胶涂抹不平致局部太薄所致;第二种,串珠状的小水疱多见于敏感型肌肤(图9-1-3),这也跟局部皮下软组织少、涂抹的凝胶过薄导致光子的热量吸收过多有关。

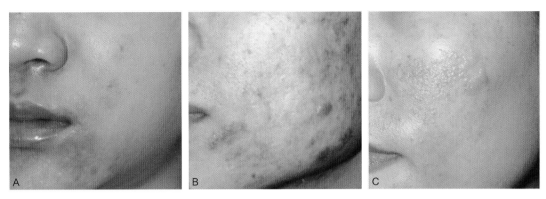

图 9-1-1 烧伤的表现
A. 为一度烧伤的表现,可见局部红斑 B、C. 为浅二度烧伤的表现,主要表现为水疱

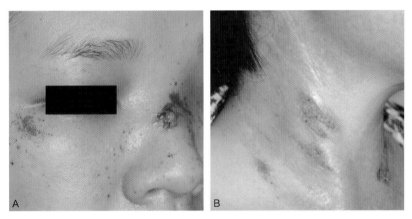

图 9-1-2 深二度灼伤表现

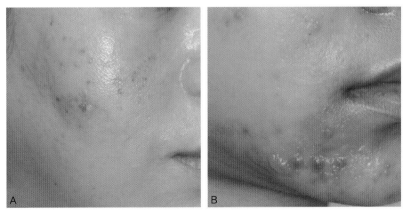

图 9-1-3 光子嫩肤后出现二度烧伤的表现
A. 可见单个小水疱 B. 可见串珠状的小水疱

预防:操作注意涂抹冷凝胶均匀,保持一定的厚度;额部能量较面颊部稍低,大约较面部的能量低 5%~10%。

处理:单个水疱按烧伤创面处理,保持干燥、防止感染。串珠状水疱通常伴有皮肤瘙痒,可用短效糖皮质激素软膏(比如:糠酸莫米松软膏)涂抹,1 周内停用。

第二节 痤疮加重
Ⅱ Acne Aggravate

痤疮皮肤第一次行 IPL 治疗常常可见痤疮复发或加重(图 9-2-1),这可能和 IPL 对皮肤皮下组织的热刺激有关,热刺激激发了痤疮的炎症反应。

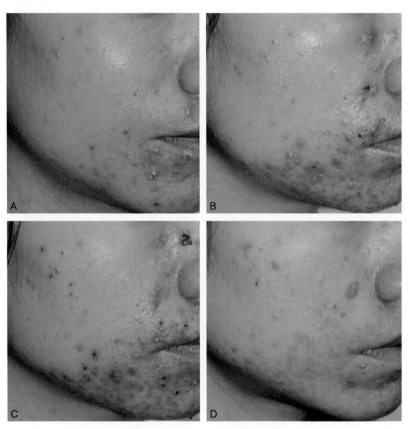

图 9-2-1 IPL 治疗后痤疮加重
A. 治疗前 B. 治疗 1 次后 C. 治疗 2 次后 D. 治疗 3 次后

预防:皮肤有白头、黑头、脓头栓子时可先用CO_2激光气化栓子、排除脓头脓液(图9-2-2);治疗前先敷保湿面膜;选择长波手具;延长脉宽减低表皮反应、适当降低能量。

处理:痤疮脓头栓子用超脉冲 CO_2 激光处理。加强术后保湿防晒。坚持多次的 IPL 治疗可彻底改变痤疮皮肤的质地,防止复发。

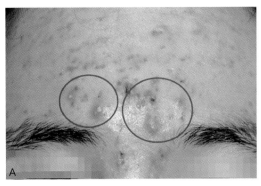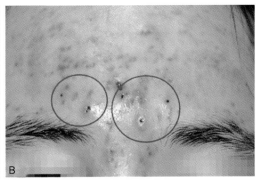

图 9-2-2　CO_2 激光气化栓子

红圈标注痤疮脓头栓子,A. 治疗前　B. 用超脉冲 CO_2 激光处理即刻反应

第三节　光敏感反应
III　Photosensitivity Reaction

人们通常在日光下暴露一定时间会出现晒斑和日光损伤,然而有些人只需要在日光下暴露几分钟就会出现皮肤光敏感反应。光敏感反应包括皮肤潮红、脱屑、荨麻疹、水疱、增厚和鳞屑等。对于这种光敏感体质者进行 IPL 治疗可能会诱发或加重皮肤光敏感反应。光敏感反应可见于使用光敏剂患者。

在我们早期的使用中出现了几例光敏感反应,其中几例是外出旅游回来即做治疗的,还有几例是下午做完治疗马上坐长途汽车回家而且坐在靠窗的位置、脸部靠近玻璃窗长时间暴晒者,其表现为脸部皮肤灼热、烧灼感,甚至串珠状针尖大小水疱(图 9-3-1)。

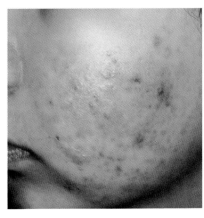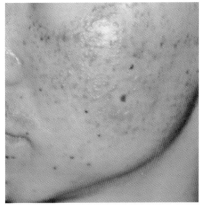

图 9-3-1　光敏感反应

预防:外出旅游回来让皮肤休息 1 周以上才做治疗;治疗后如果在夏天要即刻防晒,除抹防晒霜以外,在车上要物理防晒,戴宽沿帽、脸部围上防紫外线围巾。

处理:持续冰敷 20 分钟,4 小时一次;抹保湿乳液;严重者短期(3 天)用糖皮质激素;短期内防止再次暴晒,适当延长治疗间隔(6~8 周)。

第四节 炎症性色素沉着

Ⅳ Post Inflammatory Hyperpigmentation

炎症性色素沉着(post-inflammatory hyperpigmentation,PIH)是指皮肤在急性或慢性炎症过程或之后出现的皮肤色素沉着。在前面提到的 IPL 治疗中出现的皮肤灼伤、光敏反应都是皮肤急性炎症反应过程,之后都将出现 PIH。在前面的总结可见 PIH 多为Ⅳ、Ⅴ型皮肤,治疗中选择的脉宽较窄,平均子脉冲能量过高(均≥10J/cm²),出现灼伤继而出现 PIH。而且,Ⅳ、Ⅴ型皮肤 PIH 出现消退较慢,必定给治疗带来纠纷(图 9-4-1)。

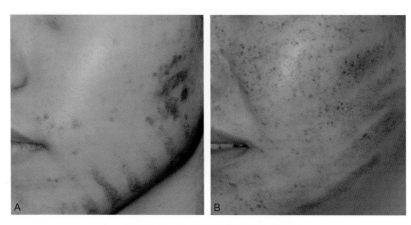

图 9-4-1 炎症性色素沉着的表现
A. 强脉冲光治疗后 14 天面部灼伤处色素加重
B. 强脉冲光治疗 3 天面部皮肤炎症反应,并开始出现色素沉着

预防:注意Ⅳ、Ⅴ型皮肤或黄褐斑皮肤,选择长波手具,延长脉宽和延迟时间,选择多脉冲,降低能量。

处理:使用左旋维生素 C 精华液按摩或离子导入;严格地保湿防晒;延长治疗间隔;再次治疗时延长脉宽、降低能量。

(陈平　胡志奇　沈锐)

参 考 文 献

1. Moreno-Arias GA,Castelo-Branco C,Ferrando J. Side-effects after IPL photodepilation. Dermatol Surg 2002;28 (12):1131-1134

2. Goldman MP. Treatment of benign vascular lesions with the photoderm VL high-intensity pulsed light source. Adv Dermatol 1997;13:503-521

3. Haedersdal M. Potential risks of non-physicians' use of lasers and intense pulsed light in dermatology. Ugeskr Laeger 2005;167:4095-4097

4. Negishi K,Kushikata N,Tezuka Y,et al. Study of the incidence and nature of very subtle epidermal melasma in

relation to intense pulsed light treatment. Commentary. Dermatol Surg 2004;30:881-886

5. Beyer DM1,Wulf HC,Stender IM,et al. Treatment by non-physicians of skin diseases—including potentially malignant diseases with lasers and intense pulsed light. Ugeskr Laeger 2006;168:3899-3902

6. Hammes S,Karsai S,Metelmann HR,et al. Treatment errors resulting from use of lasers and IPL by medical laypersons:results of a nationwide survey. J Dtsch Dermatol Ges 2013;11:149-156

7. Sojin H,Jong Rak L,Taehyung L. Pigment deposition of cosmetic contact lenses on the cornea after intense pulsed-light treatment. Korean J Ophthalmol 2010;24:367-370

8. Hammes S,Karsai S,Metelmann HR,et al. Treatment errors resulting from use of lasers and IPL by medical laypersons:results of a nationwide survey. J Dtsch Dermatol Ges 2013;11:149-156

9. Bjerring P,Christiansen K,Troilius A,et al. Facial photo rejuvenation using two different intense pulsed light （IPL）wavelength bands. Lasers in Surgery & Medicine. 34（2）:120-6,2004

10. DiBernardo BE,Oozner J. Intense pulsed light therapy for skin rejuvenation. Clin Plastic Surg,016,43（3）:535-540

11. John F,Dovale M. Intense pulsed light treatment of hirsutism:case reports of skin phototypes Ⅴ and Ⅵ. J Cutan Laser Ther. 1999;1:233-237

第十章 强脉冲光与其他光电设备的联合应用

Chapter 10 Intense Pulsed Light Combination Theory

影响面部美容的皮肤问题通常不是单一的,有时病人要求同时解决。不同类型的激光器或光电设备波长、脉宽、工作原理等物理特性不同,同时或先后联合治疗可起到协同作用,由此美容效果也更确切。

第一节 强脉冲光与 Q 开关激光的联合应用
I Intense Pulsed Light Combination with Q-Switch

Q 开关激光由美国哈佛光学实验室于 1984 年研发,是具有代表性的成功应用"选择性光热作用理论"的激光。临床上正确地选择合适的波长在有效地治疗色素性病变的同时能将并发症的发生率降到最低,并且皮肤几乎不留瘢痕。Q 开关激光 30 年来持续在临床上使用,笔者所在科室使用具有代表性的维纳斯四波段激光(VPC Q1064、Q755、Q532、VP532)持续至今也已整整 16 年,及近 3 年使用的 ATV Q 开关激光(Q1064、Q755、Q532)均取得了很好的临床效果。

Q 开关(Q-switching),也称巨脉冲发生器,是一种产生脉冲激光的技术。Q 开关技术是指当足够的激光能量储存在谐振腔内能瞬间地释放,这"一瞬间"释放出高强的能量密度、极短的脉冲宽度的激光被称为"Q 开关激光"。

Q 开关激光的概念和作用:Q 开关激光通过毫秒、微秒级的超脉冲时间,激光瞬间可以透过皮肤的表皮到达皮肤真皮的浅层或深层,使皮肤内部的色素颗粒瞬间爆破粉碎,而粉碎的色素颗粒或碎屑被人体的巨噬细胞吞噬产生巨噬细胞反应,色素碎屑被排出体外。Q 开关激光治疗的靶基是皮肤表皮及真皮的良性色素。

Q 开关激光具有代表性的有 Q1064、Q755、Q694、Q532。依波长越长穿透越深的原理,Q532、Q694、Q755、Q1064 到达的治疗深度由浅到深地排列(图10-1-1),Q532 可达表皮的深层,Q755 可达真皮的浅层,Q1064 则达真皮的深层;通常治疗皮肤表皮或真皮浅层的病变时选择 Q532、Q694、Q755,治疗皮

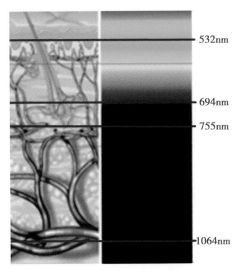

图 10-1-1 激光穿透深度示意图

肤真皮浅层或深层的病变时选择 Q694、Q755、Q1064;治疗皮肤红色色素性病变(比如文唇红色色素的去除、红色文身色素的去除)选择 Q532;黑色文身色素的去除治疗则选 Q1064。

　　Q 开关激光可以有效地到达皮肤各层色素病变的深度,光斑小而精确,强脉冲光可联合使用。当面部皮肤老化合并皮肤色素性病变需同时治疗时,强脉冲光与 Q 开关激光两者同时联合使用的顺序通常是:先做一遍全面部强脉冲光的扫描,清洁皮肤后再做 Q 开关激光的局部治疗。

一、强脉冲光与 Q 开关激光联合治疗雀斑

　　雀斑是表皮深层的色素性病变,可选择强脉冲光与 Q 开关激光联合治疗。手具及波长的选择:强脉冲光 560、590、640,或 540、570 手具,Q 开关激光选择 Q755、Q532。按皮肤类型选择:Ⅳ型以上皮肤选长波手具及 Q755,以减少色素反应,Ⅳ型以下皮肤可选短波手具及 Q532;按病灶的大小选择:3mm 以上的病灶用 Q532 或 Q755,3mm 以下的病灶用强脉冲光;大小病灶都有时,先强脉冲光的扫描一遍,清洁皮肤后再用 Q 开关激光的局部治疗 3mm 以上病灶(图 10-1-2、图 10-1-3)。

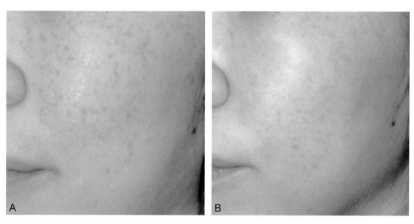

图 10-1-2 强脉冲光与 Q 开关激光联合治疗雀斑效果图
A. 治疗前　B. 治疗后

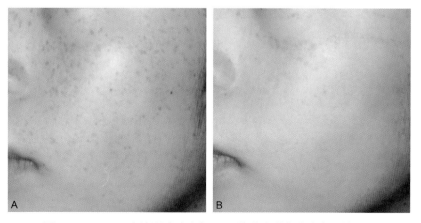

图 10-1-3 DPL 窄波强脉冲光与 Q 开关激光联合治疗雀斑效果图
A. 治疗前　B. 治疗后

对于日光斑的治疗方法与雀斑相同（图 10-1-4）。

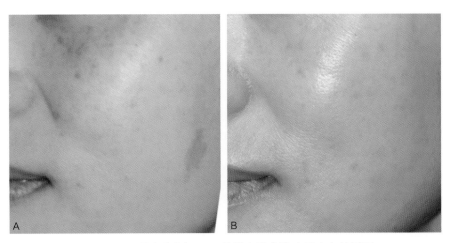

图 10-1-4　强脉冲光与 Q 开关激光联合治疗日光斑效果图
A. 治疗前　B. 治疗后

二、强脉冲光与 Q 开关激光联合治疗太田痣

太田痣是真皮浅层至深层的色素性病变,Q 开关激光选择 Q1064、Q755;病灶的颜色浅(褐色或咖啡色)病变一般在真皮的浅层可选 Q755 激光,病灶的颜色深(黑色或蓝黑色)病变一般在真皮的深层,需选用 Q1064。太田痣治疗的疗程安排:3 个月 1 次治疗。太田痣治疗完成后,全面部表皮散在的日光性皮损用强脉冲光治疗。强脉冲光的疗程安排:1 个月 1 次(图 10-1-5)。

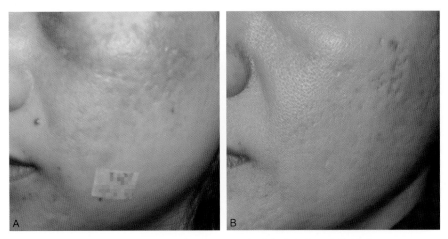

图 10-1-5　强脉冲光与 Q 开关激光联合治疗太田痣效果图
A. 治疗前　B. 治疗后

第二节　强脉冲光与脱毛激光的联合应用
Ⅱ　Intense Pulsed Light Combination with Hair-Removal Laser

对于毛发增多的病变的治疗选择,毛发粗者,可先选用月光脱毛(LightsheerTM)、月光

真空脱毛（LightsheerDute）治疗，其脉宽有 30、100、400 毫秒多个选择，脉宽长足以让激光能量到达毛囊干细胞至毛囊壁使毛囊萎缩（图 10-2-1）；对于细小的毳毛则选择强脉冲光治疗（图 10-2-2）。

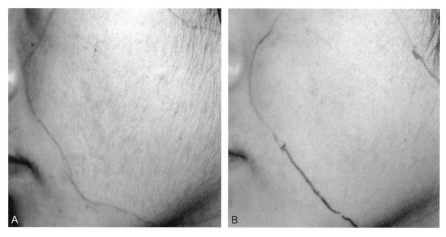

图 10-2-1　面部毛发 LightsheerTM 治疗效果图
A. 治疗前　B. 治疗 2 次 4 个月后

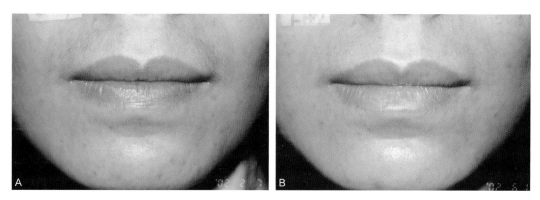

图 10-2-2　上唇毳毛强脉冲光治疗效果图
A. 治疗前　B. 治疗 4 次 6 个月后

第三节　强脉冲光与 CO_2 激光的联合应用
Ⅲ　Intense Pulsed Light Combination with CO_2 Laser

　　二氧化碳激光（CO_2 laser），波长 10 600nm，为远红外激光，靶基是水。具有切割、止血、气化或碳化的物理特性，其超脉冲模式可以快速去除皮肤的良性肿物，比如：黑痣、扁平疣、粟丘疹、汗管腺瘤等；其点阵模式可以使皮肤重建及瘢痕修复。CO_2 激光治疗常见的并发症有皮肤红斑反应，有时红斑期会很长（图 10-3-1）。强脉冲光治疗可快速有效地去除 CO_2 激光术后的红斑，一般在术后 2~3 周即可治疗。对于 CO_2 点阵激光皮肤重建术前 3 周先予强脉冲光治疗一次，淡化皮肤色素可有效地预防 CO_2 激光治疗的红斑反应（图 10-3-2）。

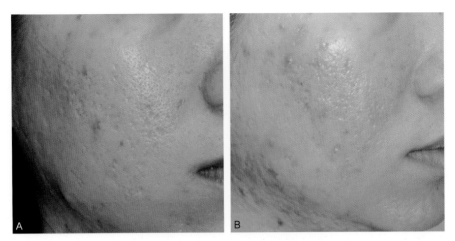

图 10-3-1　CO_2 激光治疗红斑反应图
A. 治疗前　B. CO_2 激光治疗 38 天后

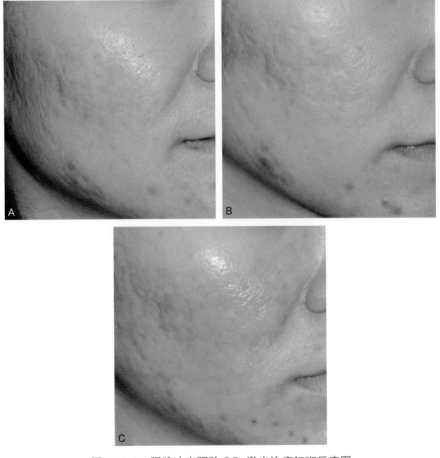

图 10-3-2　强脉冲光预防 CO_2 激光治疗红斑反应图
A. 治疗前　B. 强脉冲光治疗 1 次后　C. CO_2 激光治疗 14 天后

第四节　强脉冲光与铒激光的联合应用
IV　Intense Pulsed Light Combination with Er Laser

　　铒激光（Erbium laser），波长 2940nm，为远红外激光，靶基是水，而且处于水的最高吸收峰值，其对水的吸收率是 CO_2 激光的 10 倍，汽化阈值 $5J/cm^2$，这种固体铒激光从理论上能非常理想地引起浅层皮肤的快速升温，在热损伤最小的情况下，精确的气化分离组织和碎片排出，热损伤深度被限定在 30~50μm 范围内。可用于表皮的精细磨削。由于人体的皮肤组织含有大量的水分，皮肤对波长为 2.94μm 的光吸收率很高，而含色素较多的表皮及真皮的血红蛋白对此波长的光的吸收率很低，这就使铒激光能够准确地将治疗能量及生物信息准确地传递到皮肤及皮下组织，达到有效的治疗目的，而对皮肤周边的组织不产生影响。当然，这就与铒激光的脉宽有很大的关系了。具有代表性的 FOTONA（欧洲之星）的铒激光治疗仪具有超短脉宽（MSP 100μs）、短脉宽（SP 300μs）、长脉宽（LP 600μs）、超长脉宽（VLP 1000μs）、加长脉宽（XLP 1500μs）、平滑模式（Smooth 250ms）等多种选择，超短脉宽和短脉宽都只有冷磨削作用，随着脉宽的延长其冷磨削作用越来越弱，热渗透作用越来越强（图 10-4-1）;到平滑模式的脉宽（Smooth 250ms）只有热渗透作用没有冷磨削的作用。所以，笔者用于黄褐斑、眼袋和黑眼圈的治疗，近几年已被广泛用于阴道的紧缩治疗（激光美容营销称之为"私密无创整形"）。

　　对于皮肤异常粗糙的光子嫩肤治疗，可以先用 Er 激光 MSP 或 SP 的脉宽浅层磨削皮肤的角质层，然后行光子嫩肤治疗以减少激光能量在皮肤粗糙面的散射（图 10-4-2）。

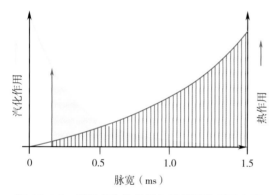

图 10-4-1　铒激光汽化作用与热渗透作用示意图

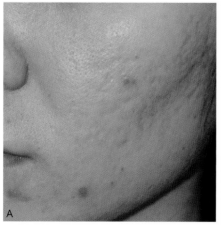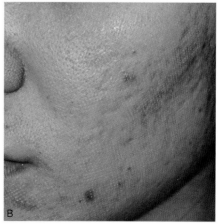

图 10-4-2　铒激光治疗前后对比图
A. 治疗前　B. 术后即刻

黄褐斑 Er 激光 Smooth 脉宽治疗（图 10-4-3）。

黑眼圈、眼袋的 Er 激光 Smooth 脉宽治疗（图 10-4-4）。

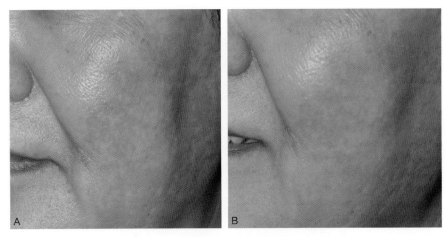

图 10-4-3　铒激光治疗黄褐斑效果图

A. 治疗前　B. 治疗 4 次后

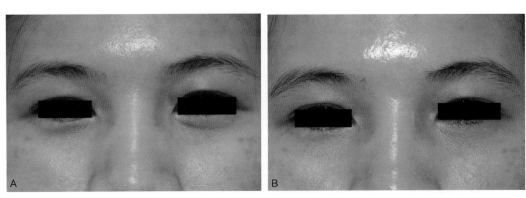

图 10-4-4　铒激光治疗黑眼圈效果图

A. 治疗前　B. 治疗 5 次后

第五节　强脉冲光与非剥脱点阵激光的联合应用

V　Intense Pulsed Light Combination with Non-Fractional Laser

非剥脱点阵激光波长有 1550 铒玻璃光纤激光、1565 光纤激光和 1927 铥玻璃光纤激光（图 10-5-1），它们的脉宽都是毫秒级。光纤激光的优势体现在：高精准度、高功率、高转换率、高稳定性。

在电磁辐射光谱中超过 1300nm 的激光，水是其主要靶基，水对这一波段的激光吸收性很强，色素和血红蛋白的竞争性吸收低。笔者应用较多的是 1565nm 非剥脱点阵激光，该波长激光主要靶组织是水，穿透深度深。在非剥脱点阵光热作用下，可以看到显微镜下表皮存在坏死碎片，而作用可达真皮层，真皮胶原变性。

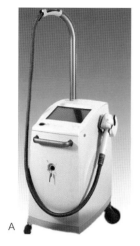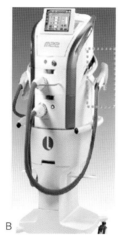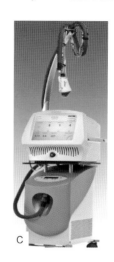

图 10-5-1　非剥脱点阵激光
A. 1550 铒玻璃光纤激光　B. 1565 光纤激光　C. 1927 铥玻璃光纤激光

　　临床应用 1565 非剥脱光纤激光和强脉冲光联合治疗光老化皮肤,恰好能同时解决强脉冲光治疗能去除色素和毛细血管扩张但穿透浅的问题,两者联合治疗可以快速去除色素、收缩毛细血管、收缩毛孔,病人的舒适度提高,降低了红斑和水肿时间,疗程缩短让皮肤快速重建(图 10-5-2~ 图 10-5-4)。

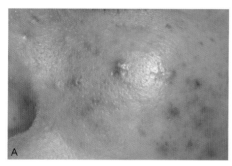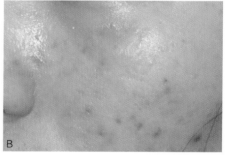

图 10-5-2　痤疮治疗效果图
A. 治疗前　B. 治疗 2 次 3 个月后

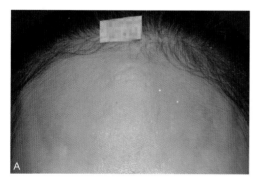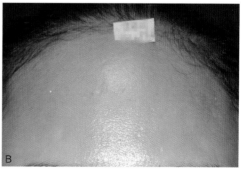

图 10-5-3　额部凹陷瘢痕治疗效果图
A. 治疗前　B. 治疗 1 次 2 个月后

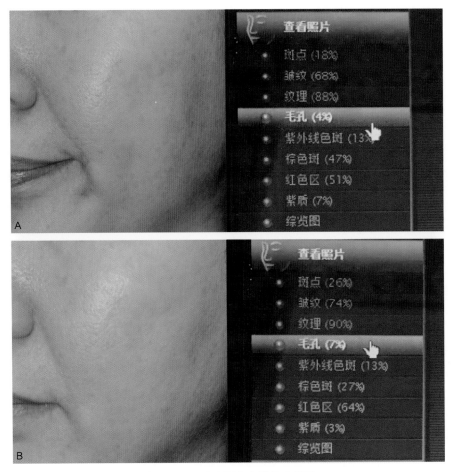

图 10-5-4　毛孔粗大皮肤治疗效果
A. 治疗前及 VISIA 数据分析　B. 治疗后及 VISIA 数据分析

第六节　强脉冲光与射频设备的联合应用
VI　Intense Pulsed Light Combination with Radio Frequency

　　射频(radio frequency, RF)表示可以辐射到空间的电磁频率,频率范围从 300kHz~30GHz 之间。射频可以在皮下特定深度产生 40.68MHz 的射频场,射频波每秒钟交变次数高达 4000 万次,使真皮及皮下组织中的极性水分子在这交变电场作用下高速旋转,相互摩擦使组织快速加热产生热量。真皮及皮下组织中的温度升高,真皮层胶原纤维加热达到 55~65℃,并持续数分钟,即可产生足够的活化能,促进最大数量的胶原纤维收缩。当胶原纤维收缩,胶原纤维及弹性纤维增生重组,松弛的皮肤皱纹被拉紧,皮下脂肪代谢加强,从而达到美容去皱、紧肤塑形的治疗效果(图 10-6-1)。

　　射频克服了激光或光子嫩肤治疗的两点不足:穿透深度不够及表皮基底层色素细胞的屏蔽。射频以水分子为靶组织,可穿透表皮基底黑色素细胞的屏障,可作用于各种皮肤类型。然而,需注意的是射频治疗对色素增多、毛细血管扩张等没有作用。根据作用方式的不同,用于皮肤美容的射频技术有多种,其效果也各具特点(图 10-6-2)。

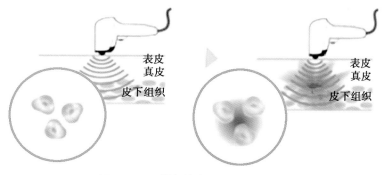

图 10-6-1 射频技术作用原理示意图

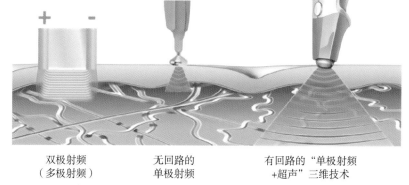

双极射频 　　　无回路的 　　　有回路的"单极射频
（多极射频）　　　单极射频 　　　+超声"三维技术

·深度浅表 　　　·无法控制 　　　·电极板（控制能量流）
·只能收紧 　　　·深度不够 　　　·超声机械性作用
·有立即效果 　　·灼伤风险 　　　·立即+长期效果
　　　　　　　　　　　　　　　　·无创安全

图 10-6-2 各类射频技术作用特点对比示意图

因此射频与光子在面部年轻化中联合应用是很好的组合。二者结合治疗后，因表皮更新、新生的胶原蛋白一直延续不断产生，皮肤质地、皮下收紧可明显改善并且维持时间长，且会在 4~6 个月左右更为显著，效果令人满意（图 10-6-3）。

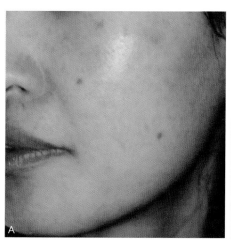
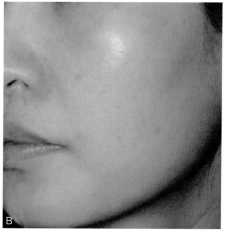

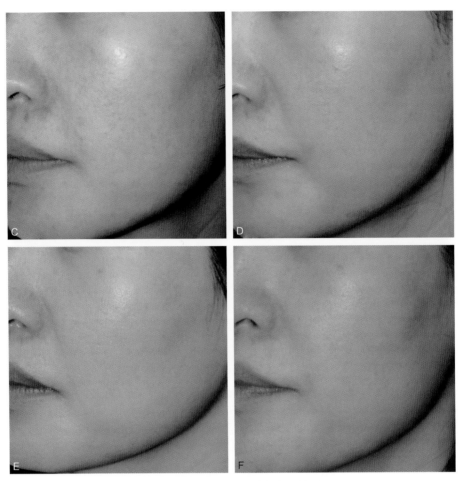

图 10-6-3 射频与光子联合应用效果图

A. 治疗前 B. 治疗 2 次后 C. 治疗 3 次 2 年后 D. 治疗 5 次 3 年后

E. 治疗 7 次 5 年后 F. 治疗 10 次 6 年后

治疗方案：

1. 疗程：4~6 次，每次间隔 10~14 天。

2. 一次治疗时间不能超过 1 个小时（代谢系统功能有限，治疗太多部位会影响效果）。

3. 做多层治疗，一个部位的治疗时间不能超过 30 分钟（30 分钟是腹部治疗，其他更小的部位时间不要超过 15 分钟）。

（陈平　黎咏璇）

参 考 文 献

1. Friedmann DP，Fabi SG，Goldman MP. Combination of intense pulsed light，sculptra and ultherapy for treatment of the aging face. J Cosmetic Dermatol，2014：13：109-118

2. Ciocon DH，Andreas B，Goldberg DJ. Intense pulsed light：what works，what's new，what's next. Facial Plast Surg

2009;25:290-300

3. Omi T. Photopneumatic technology in acne treatment and skin rejuvenation:histological assessment. Laser Ther 2012;21:113-123

4. Nevien S,Maha F. Topical liposomal Rose Bengal for photodynamic white hair removal:randomized,controlled, double-blind study. J Drugs Dermatol 2014;13:436-442

5. Li Dan,Lin Shi-Bin,Cheng Biao. Intense Pulsed Light:From the Past to the Future. Photomed and Laser Surg 2016;10(34):435-447

第十一章　强脉冲光联合注射填充技术在面部年轻化的应用

Chapter 11　Intense Pulsed Light Combination with Injection and Filler for Anti-Photoaging

　　面部年轻化的表现为皮肤具有弹性,有一定的湿润度、细腻、光泽和"干净";没有皱纹,皮下软组织饱满,面部轮廓清晰呈"倒三角形"的表现(图 11-0-1)。面部衰老的表现包括有皮肤的老化(色素的增加、严重者出现色素脱失、毛细血管扩张、毛孔粗大和皱纹出现、甚至皮肤癌变)、皮下软组织容量的缺失、骨骼组织的退缩致支撑结构的减少出现眼袋沟、鼻唇沟皱褶等,面部轮廓呈"正三角形"的表现(图 11-0-2)。在二十多年的整形美容门诊中,笔者看到大量随年龄增长面部衰老表现的例子(因为笔者二十多年来保留了每一例病人的所有治疗照片),其中有 14 年前曾经做过面部提升术的病人,没有任何的激光治疗,皮肤质地明显的老化(图 11-0-3);15 年前做了双眼皮手术的病人如今要求进行肉毒毒素及透明质酸的注射治疗,面部轮廓已经呈"正三角形"改变(图 11-0-4)。因此可见,早开始激光强脉冲光加注射治疗对抗衰老和延缓衰老尤其重要。

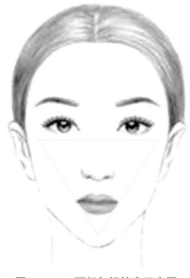

图 11-0-1　面部年轻轮廓示意图

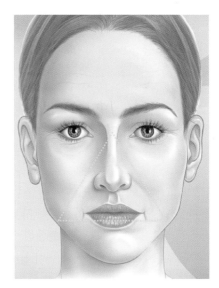

图 11-0-2　面部老化轮廓示意图

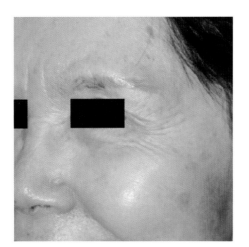

图 11-0-3　面部提升术后 14 年

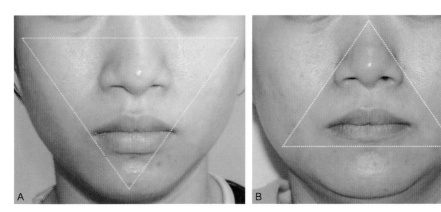

图 11-0-4　面部轮廓的改变

A. 2001 年患者行重睑术前,面部呈年轻的倒三角形　B. 2016 年患者复诊时面部出现老化表现,色素沉着,面部轮廓呈正三角形

　　在面部年轻化的治疗中,首先让皮肤恢复干净、湿润、有光泽和弹性是面部年轻化的第一步,其次才是注射填充以补充容量的缺失或加强骨骼的支撑。这好比在一张干净的纸上作画才能体现画作的立体感,试想,任你在一张满布痤疮、色斑的脸上打上满满的透明质酸或肉毒毒素,这脸会年轻吗? 反之,当使用强脉冲光或激光治疗使皮肤干净了,富有弹性和湿润度,配合肉毒毒素和透明质酸的注射以调整五官和面部的轮廓,这必定是一张完美并年轻的脸! 当然,如果条件允许可以三者或两者同时进行,三者(两者)相辅相成,起到事半功倍的作用。

第一节　强脉冲光联合肉毒毒素注射在面部年轻化的应用
I　Intense Pulsed Light Combination with Injection for Anti-Photoaging

一、关于肉毒毒素

　　肉毒毒素(botulinum toxin,BTX)也被称为肉毒杆菌毒素,是由肉毒杆菌在繁殖过程中所产生的一种神经毒素蛋白。肉毒毒素是 150kD 的多肽,它由 100kD 的重链和 50kD 轻链通过一个双硫键连接起来。依其毒性和抗原性不同,分为 A、B、C、D、E、F、G 7 个类型。肉毒毒素是毒性最强的天然物质之一,也是世界上最毒的蛋白质之一。纯化结晶的肉毒毒素 1mg 能杀死 2 亿只小鼠,对人的半致死量为 40U/kg,但是其性质稳定,易于生产、提纯和精制,因而最早被利用于实验研究及临床。

肉毒毒素是一种生物蛋白神经毒素,是可以阻断神经与肌肉的神经冲动的一种神经麻醉剂,能使肌肉暂时麻痹。医学界自 1979 年第一次将其作为一种治疗药物应用于临床治疗斜视,至今已有 30 余年的历史。目前已发展为治疗各种局限性张力障碍性疾病(比如面部痉挛、斜颈等和其他肌肉运动紊乱症),用它来麻痹肌肉神经,以此达到停止肌肉痉挛的目的,其疗效稳定而可靠。在此治疗过程中医师们发现,肉毒毒素在消除皱纹方面具有更加显著的功效。它使过度收缩的小肌肉放松,可以在一段时间内消除皱纹或者避免皱纹的生成,进而达到除皱的效果(比如眼轮匝肌的注射消除鱼尾纹,图 11-1-1);此外,作者在临床发现这还可以利用暂时麻痹肌肉的特性来雕塑脸型,重复治疗后可达到稳定的效果(比如咬肌和颞肌的注射,图 11-1-2);颈阔肌的注射使颈颏角锐利、颈纹消除协助完成或保持面部的"倒三角形"表现;舒缓表情肌(皱眉肌、降眉间肌)使人感受到愉悦感,综合上述的治疗从而达到面部年轻化的目的。如今,注射肉毒毒素的美容治疗已迅速风靡全球。而我们科从 2002 年开始使用肉毒毒素注射美容术至今已经有 15 年的临床经验,已经看到长期的美容抗衰老的效果,这包括肉毒毒素注射和激光强脉冲光的联合应用(图 11-1-3)。

二、肉毒毒素注射美容的适应证及禁忌证

1. 适应证　①面部动力性皱纹的消除,如眉间纹、鱼尾纹、额纹等;降口角肌、颈阔肌、皱鼻肌的放松。②某些部位的肌肉肥大,如咬肌、腓肠肌、斜方肌等,放松颞肌的紧张。③多汗症治疗,如腋窝、手部多汗等。④近期常用的面部"水光针"治疗配伍用药。

2. 禁忌证　①神经肌肉传导异常,如重症肌无力或兰伯特 - 伊顿综合征。②拟注射部位存在感染和对注射产品过敏。③敏感体质,女性月经期;孕妇或哺乳期女性。④正在服用会影响神经肌肉传递药物者慎用肉毒毒素,如氨基糖苷类抗生素、硫酸镁等。

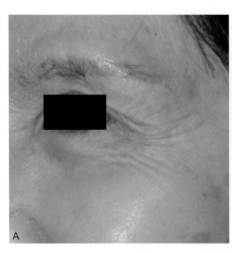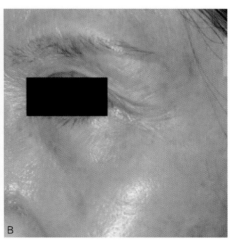

图 11-1-1　肉毒毒素注射消除鱼尾纹

A. 治疗前　B. 治疗 1 周后

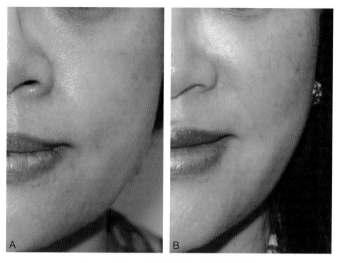

图 11-1-2　肉毒毒素注射雕塑脸型

A. 治疗前　B. 治疗 3 次后

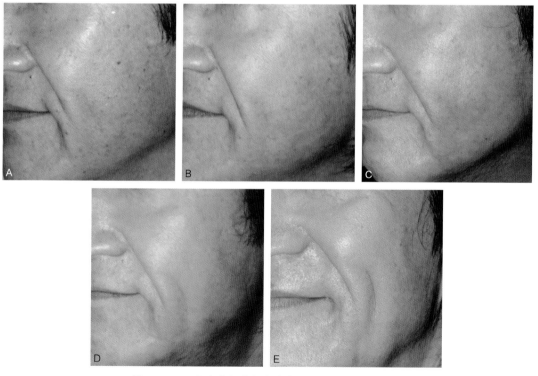

图 11-1-3　强脉冲光联合肉毒毒素注射长期疗效观察

A. 2003 年患者 56 岁　B. 2006 年患者 59 岁　C. 2009 年患者 62 岁

D. 2012 年患者 65 岁　E. 2016 年患者 69 岁

三、肉毒毒素注射的治疗疗程与注意事项

1. 小剂量开始,以 2.5ml 生理盐水稀释 100U 肉毒毒素,女性患者每个点注射 1~2U,男

性患者每个点注射 2~4U,依局部肌肉的厚度和张力大小而定。注射美容的目的是使面部表情肌肌肉放松而不是使其瘫痪。

2. 治疗间隔 4~6 个月,不要短于 3 个月,以免产生抗体。

3. 联合应用的具体时间　①与强脉冲光联合治疗时间的选择:强脉冲光扫描一遍,敷面膜后可即刻行肉毒毒素注射;②若行 CO_2 点阵激光治疗,则术后 5 天才行注射治疗;③若先行肉毒毒素注射则 7~10 天后再行强脉冲光或激光治疗。

四、肉毒毒素使用经验和教训

1. 肉毒毒素稀释倍数及储存方法和时间　若稀释成大剂量低浓度的肉毒毒素溶液,要达到预期效果则需要大剂量注射。这样,大剂量的注射物会扩散到非目标区域。因此,笔者倾向于使用小剂量高浓度的肉毒毒素溶液,以 2.5ml 生理盐水稀释 100U 肉毒毒素。肉毒毒素的储存期没有明确规定,但在肉毒毒素被稀释以后的 24 小时内使用效果最佳。如果储存超过 24 小时,则推荐使用含防腐剂的生理盐水。

2. 注射时疼痛的处理　注射时的疼痛会导致患者的紧张不适,并可能影响患者选择下一次治疗。可选择:①用复方利多卡因乳膏在标记点上敷 15 分钟;②选用较细的针头(30~32G);③注射时面部肌肉放松不进行肌肉收缩的动作。或者上述方法的任意组合都可大大减轻注射时的疼痛;而一次性针头很容易变钝,经常更换注射针头也可有效地减轻疼痛。

3. 注射前应注意检查患者是否存在眼睑下垂或者眉毛下垂　肉毒毒素的使用可能引起三种类型的下垂:①毒素扩散引起的上睑提肌肌腱膜麻痹导致的上睑下垂;②先天性上睑下垂由额肌代偿,额肌麻痹后导致的上睑下垂;③毒素注射入额肌下缘而导致真正的眼睑下垂。

4. 肉毒毒素注射剂量要与肌肉大小、预期效果、前次注射的效果以及患者的年龄和性别等相匹配。注射前应仔细分析每个患者的面部肌肉特征,以确定哪块肌肉的哪个部分活动导致了皱纹,因此注射时对肌肉的定位,进针部位、深浅及方向的选择对治疗效果都有着影响。

5. 肉毒毒素治疗的初期效果在注射后几小时内即可显现,而全部效果要在 14 天才能显现,因此补充注射宜于初次注射后 2 周进行。而肌肉的活动在注射后 3~4 个月开始逐渐恢复,最终将完全恢复,因此下一次注射与上一次注射应间隔 4 个月左右。

6. 对肉毒毒素注射不敏感的患者不可轻易下产生了抗体的结论,实际上产生抗体的可能性极低。有时候他们对肉毒毒素是有反应的,失败多是由于肌肉残留活动功能、邻近正常肌肉牵动以及静态皱纹不能被肉毒毒素治疗而改善。

7. 由肌肉运动引起的面部皱纹,应先采用肉毒毒素治疗,然后结合激光嫩肤以改善胶原重塑,从而达到更好的效果。肌肉运动的减少可以减缓填充物的降解,因此在软组织填充部位注射肉毒毒素可以获得更好的效果。

五、不良反应

美容剂量的肉毒毒素注射非常安全,不良反应少见,一般轻微且短暂。临床资料显示,肉毒毒素注射产生的不良反应,多与不正确的注射方法导致肉毒毒素的局部弥散有关。

1. 注射反应　注射可能引起的不良反应包括疼痛、肿胀、红斑、淤血等。注射前的表面麻醉,选用细小注射针头,注射前、后适当冷敷,可以明显地减少此类不良反应的发生。

2. 上睑下垂　多继发于皱眉肌外侧点注射后,肉毒毒素向下弥散进入眶内,导致提上睑肌麻痹。肉毒毒素引起的上睑下垂,可以在注射后 48 小时内出现,也可能出现在注射后 1 周,通常在 2~6 周内自行缓解。使用 α- 肾上腺素能受体激动剂滴眼液治疗,可刺激米勒肌,以帮助提升下垂的眼睑。常用剂量是每次 2 滴,每天 2~3 次,维持睑裂增大 2~3 小时。

3. 眉下垂 是额纹注射中常见的不良反应,眉下垂的风险因素包括年龄大于 50 周岁和治疗前即存在轻度的上睑下垂。预防的方法是眉弓上 1~2cm 的额肌内不能注射,以降低眉下垂的风险。

4. 表情僵硬 多由于肉毒毒素注射剂量偏大,或注射位点不准确引起,导致靶肌肉完全失去运动,或周围相关肌肉不能运动而呈现表情僵硬的面具脸。预防方法是准确定位注射位点并使用适量的肉毒毒素。

第二节 强脉冲光联合透明质酸填充注射在面部年轻化的应用
Ⅱ Intense Pulsed Light Combination with Filler for Anti-Photoaging

一、关于透明质酸

透明质酸(hyaluronic acid,HA)又称玻尿酸或糖醛酸。1934 年,眼科教授 Meyer 等首先从牛眼玻璃体中分离出透明质酸并分析其结构。由于是从 hyaloid(玻璃体)萃取的 uronic acid(糖醛酸)所以命名 hyaluronic acid(透明质酸)。根据 Meyer 研究发现,透明质酸的结构主要由双糖体(disaccharide)、乙酰氨基葡糖(N-acetyl-D-glucosamine)以及葡糖醛酸(D-glucuronic acid)经 β-1-3 键所连接而成。透明质酸在自然界中广泛地存在于脊椎动物之结缔组织、黏液组织、眼球之晶状体及某些细菌的荚膜中。无论来源为何,透明质酸之化学组成及结构均相同。这种生物兼容性、可吸收性,使透明质酸拥有了作为医药用高分子材料会具有无免疫反应产生、材料可被生物体分解吸收的优点。

透明质酸与其他黏多糖不同,它不含硫。透明质酸外观透明呈胶状、具有黏性,平均分子量介于 10 万 ~1000 万道尔顿之间,它的透明质酸分子能携带 500 倍以上的水分(1g 的透明质酸可以吸收 500ml 的水分,相当于甘油 500 倍吸水能力)。填充在人体的细胞与胶原纤维之间,强大的保湿功能,让透明质酸成为保湿热门成分;惊人的吸水能力,让透明质酸成为当今所公认的最佳保湿成分并广泛地应用在保养品和化妆品中。

透明质酸在自然界中广泛地存在于脊椎动物的结缔组织、黏液组织、眼球之晶状体及某些细菌的夹膜中,在人类皮肤的真皮层中扮演了基质的重要角色。透明质酸,它以胶状形态大量存在于人体皮肤的结缔组织及真皮组织中,是人体真皮组织的成分之一。它是人体中的保湿因子,负责储存水分、增加皮肤容积,不仅有保持皮肤弹性的功能,还能锁住大量水分子,对组织具有保湿润滑作用,使肌肤饱满、丰盈、年轻有弹性,它是人体中不可或缺的一种物质。随着年龄的增长、人体的衰老及营养、日照、环境等因素的影响,人体合成透明质酸的能力逐渐下降;人体皮肤中透明质酸遭到紫外线的破坏(所以长期从事野外作业、高原生活、户外作业的人员较室内工作人员的皮肤显得粗糙),皮肤中透明质酸的含量会逐渐降低。人在胚胎时期体内透明质酸含量最高,出生后逐渐减少。如果把 20 岁的人体内的透明质酸相对含量定位 100%,则 30、50、60 岁时分别下降为 65%、45%、25%。当皮肤中的透明质酸含量低于某一水平时,皮肤表层的含水量会逐渐降低,造成角质层老化,皮肤就显得粗糙,出现皱纹,失去弹性,显得衰老,这一现象一般出现在 25 岁以后。这也是中老年人与少年儿童皮肤差距的主要原因之一。随着透明质酸分子的不断流失,皮肤失去储水的能力,逐渐地变得暗沉、老化,并形成细小的皱纹,皮肤也逐渐进入老化状态。当透明质酸流失的速度比生长速度快时,肌肤也将渐渐变得缺乏水分,失去光泽和弹性,长久下来便出现皱纹、皮肤干枯等老化现象。

二、透明质酸的作用

原本透明质酸只用于保湿作用,目前已列入除皱整形材料的行列,这种整形技术是利用细菌发酵所培养出来的非动物源性、经过交联的透明质酸,过去透明质酸的来源多萃取自动物身上,现在则由人工合成,摒除了过敏及感染等问题。透明质酸以填充物的方式注射进入真皮皱褶凹陷,或希望丰润的部位,达到除皱纹与修饰脸部的效果,可以立即除皱、填充塑型和改变容貌。效果立竿见影,不需恢复期,被广大的求美者所接受(图 11-2-1)。其中不同品牌的透明质酸由于其交联度、内聚力和分子量的不同其用途各有差异,比如某些品牌的透明质酸有很好的填充和补充容量的作用,而内聚力大的透明质酸具有提拉的功效起到间接提拉鼻唇沟、眼袋沟以及下颌缘重塑的作用。

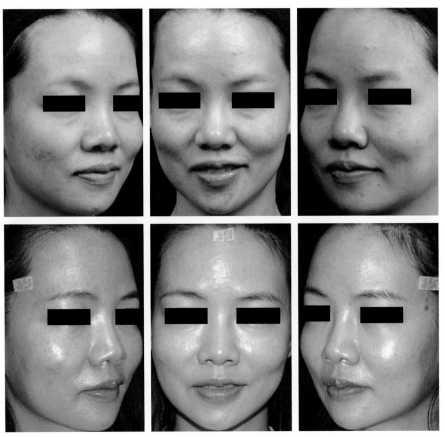

图 11-2-1 透明质酸填充注射治疗效果图

上三图为治疗前,下三图为注射治疗 1 次 10 天后

三、应用透明质酸的适应证

1. 消除皱纹、改善衰老的容貌　额横纹、鱼尾纹、口周皱纹、眉间纹、鼻唇沟。

2. 修饰面部轮廓、提升面部轮廓　丰面颊、隆颏、丰颞、丰额、隆鼻、鼻尖矫正、丰唇;提升鼻唇沟、眼袋沟、提眉。

3. 丰润皮肤(水光针注射,用非交联的透明质酸),遮盖黑眼圈。

4. 面部凹陷填充　痤疮瘢痕和其他萎缩性瘢痕。

四、应用透明质酸的禁忌证

1. 绝对禁忌证　①曾经对透明质酸衍生物有严重反应者;②有严重变态反应史者和异物易过敏者;③孕期或哺乳期女性;④服用抗凝血药期间(比如服用阿司匹林和非类固醇消炎药);⑤填充隆胸;⑥植入筋肉、骨骼、肌腱、血管等;⑦年龄在 18 岁以下的患者。

2. 相对禁忌证　①瘢痕增生史或瘢痕疙瘩史;②局部有炎症或感染皮肤的患者(痤疮、皮疹等);③活动期皮肤病患者;④术后 72 小时内有重要社交活动者(可能出现红斑);⑤期望值过高患者。

五、透明质酸填充注射注意事项

1. 注射前　卸妆并彻底清洁皮肤,严格消毒,严格遵循无菌操作规程,防止感染。治疗前至少 3~4 天内,停止服用抗凝血药(如阿司匹林等),防止注射部位出血、肿胀或血肿形成。

2. 注射后　注意保持面部表情放松;在治疗后至少 2 周内,应避免接触高热环境(如桑拿等);1 周内勿喝酒。

六、不良反应、并发症及预防

1. 血管栓塞所导致的局部组织坏死、末端血管如眼动脉栓塞所致的失明甚至脑动脉栓塞所致的偏瘫。预防:充分熟悉局部解剖,操作时动作轻柔,推注缓慢,边注射边观察病人表情,如出现栓塞局部组织皮肤发白、一般会有剧烈的疼痛,需马上停止。

2. 过敏反应　见于严重过敏体质者或对异物易于过敏者。表现:呼吸急促、面部潮红、出汗、心率加快,继之呼吸困难、意识丧失、休克出现,严重者生命体征丧失。预防:注射前询问过敏史;注射缓慢及时观察病人表情,发现过敏即作出正确判断,马上平卧、吸氧、补液,即刻 0.1% 的去甲肾上腺素 1ml 三角肌皮下注射,静脉注射地塞米松 10mg。

3. 不良反应　注射部位暂时性肿胀;皮肤出现炎性反应,持续疼痛伴随按压痛。预防:操作轻柔;严格无菌操作。

七、强脉冲光联合透明质酸注射的治疗时间选择

治疗顺序:先做强脉冲光治疗,一般 5~7 天后行透明质酸注射;反之,注射后 5~7 天才行强脉冲光治疗。因为强脉冲光的治疗后表皮功能暂时受损,而透明质酸注射要严格消毒,将刺激皮肤功能受损的皮肤。

第三节　强脉冲光联合肉毒毒素、透明质酸注射在面部年轻化的应用
Ⅲ　Intense Pulsed Light Combination with Injection and Filler for Anti-Photoaging

　　容貌的衰老首先表现为皮肤的老化,常见表现为色素沉着、色素脱失、毛细血管扩张和毛孔粗大、皱纹的出现,这完全可以利用强脉冲光治疗来解决(这在前面的章节中已阐述)。源于强脉冲光的光热效应可以不断地刺激胶原的再生,皮肤得以重建。其次,皱纹和毛孔粗大、轮廓的衰老下垂可以联合肉毒毒素的注射来缓解,它的作用是控制肌肉的收缩,减少皱纹以及减少皮肤透明质酸分子的流失,减轻面部不协调肌肉的张力。第三,容貌衰老表现为皮下软组织容量的缺失、骨骼组织的退缩致支撑的减少。这利用透明质酸的注射可得以纠正。因此,在面部年轻化的无创治疗中,强脉冲光联合肉毒毒素、透明质酸注射是最佳的治疗组合。强脉冲光、肉毒毒素、透明质酸这三者的应用可以同时进行,并且可以长期应用,它们在面部年轻化的长期治疗中可起到协同作用。当注射肉毒毒素后皮肤变光滑平整更有利于强脉冲光光子均匀地进入皮肤,而注射肉毒毒素后减轻了皮肤的收缩可减少皮肤里透明质酸分子的流失,皮肤有足够的透明质酸又可以承受更强的光热治疗,起效更快、更持久(图 13-3-1、图 13-3-2)。

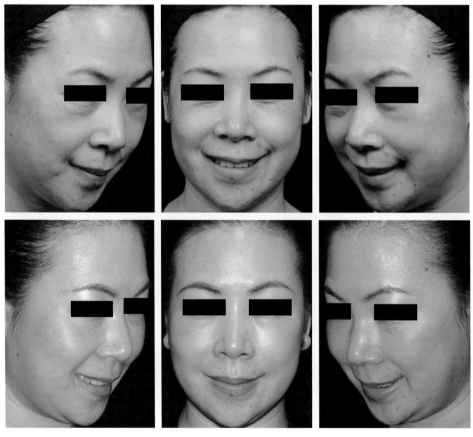

图 11-3-1　综合治疗效果图

上图为治疗前,下图为综合治疗 1 次 7 天后,可见皮肤容量的增加,颞部凹陷、颧弓下垂、眶周皮肤松弛等问题得以改善

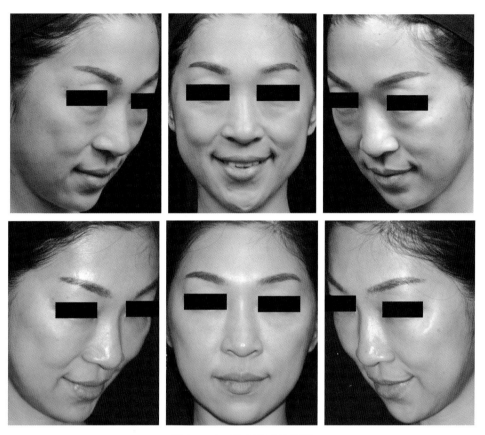

图 11-3-2　综合治疗效果图
上三图为治疗前,下三图为综合治疗 1 次 20 天后

　　强脉冲光、肉毒毒素、透明质酸治疗顺序:先做强脉冲光治疗,无损伤的话随后可以注射肉毒毒素 + 透明质酸;反之,注射后 7 天才行强脉冲光治疗。

(陈平　李勤)

参 考 文 献

1. Li Dan,Lin Shi-Bin,Cheng Biao. Intense Pulsed Light:From the Past to the Future. Photomed and Laser Surg 2016;10(34):435-447

2. Hernandez-Perez E,Ibiett EV. Gross and microscopic findings in patients submittet to nonablative full-face resurfacing using intense pulsed light:A preliminary study. Dermatol Surg 2002;28:651-655

3. Negishi K,Wakamatsu S,Kushikata N,et al. Full-face photorejuvenation of photodamaged skinby intense pulsed light with integrated contact cooling:Initialexperiences in Asian patients. Lasers Surg Med 2002;30:298-305

4. Negishi K,Tezuka Y,Kushikata N,et al. Photorejuvenation for asian skin by intense pulsed light. DermatolSurg 2001;27:627-632

第十二章　强脉冲光技术新进展及临床应用

Chapter 12　IPL New Advanced Technology and Clinical Practice

2003 年问世的优化脉冲技术(optimal pulse technology,OPT)是对 IPL 能量输出控制的一项突破性的进展。较之前几代 IPL,OPT 使得 IPL 脉冲能量实现均匀输出,既避免了"尖峰波",使得治疗更加柔和安全;又避免了能量衰减,使得即使应用较低的能量亦可得到较好的治疗效果,这正如笔者在前面的章节中所描述。

OPT 的另一大技术优势是多个连续脉冲技术。多个连续脉冲技术使得 IPL 能有更深的穿透深度,即使是真皮层病损也能显出 IPL 治疗优势。一系列的子脉冲不仅可以使 IPL 穿透更深,同时允许了更多的可调脉宽和脉冲延迟,从而降低风险,使表皮的热损伤降到最低。新一代的 OPT(advanced OPT,AOPT)在保留原有 OPT 全部优势的情况下,各个子脉冲的能量和脉宽均定制化单独可调,在选择足够长的脉宽条件下,能量密度可调高到极致,这有利于医师在正确判断病人的皮肤病变和治疗深度以后做出最恰当的治疗,以快速达到治疗效果,同时一次治疗也可达到可见的疗效。

AOPT 在 OPT 设备 M22 上升级"AOPT"软件,选择"AOPT"键可选用原 OPT 的滤光片进行 AOPT 治疗;另外,AOPT 有 2 个专属的滤光片,血管治疗滤光片(vascular)和痤疮治疗滤光片(acne),对于 AOPT 治疗 1 年多的临床研究以及体会笔者将在下面章节中介绍。

第一节　强脉冲光高级优化脉冲技术专属血管滤光片的应用

I　Intense Pulsed Light Advanced Optimal Pulse Technology Vascular

综合所有 IPL 的皮肤临床应用来看,因为毛细血管的直径、深度以及血液流动速率的不同,使得毛细血管扩张的治疗成为最有挑战性的治疗。即使是最表浅的血管也位于真皮层,而为了得到最优的临床治疗效果,建议最好是选用双脉冲或三脉冲。治疗时的主要靶色基是含氧血红蛋白(HbO_2),第二靶色基是去氧血红蛋白(Hb)。血管中血液的含氧度决定了血管呈现偏红(意味氧浓度更高)或者偏蓝(意味氧浓度更低)(图 12-1-1)。

HbO_2 和 Hb 在光热作用下最终的转化形式是高铁血红蛋白(MetHb)。Barton 的观察显示 MetHb 在整个转化过程大约 10 毫秒后才形成,且转化的温度条件必须是达到并维持 70℃。Randeberg 则预计 MetHb 在毫秒级脉宽的激光(包含可见近红外光)作用下才能形成转化。Black 则预计温度峰值在 4 毫秒时候达到 76℃时,MetHb 的转化才开始启动(图 12-1-2)。

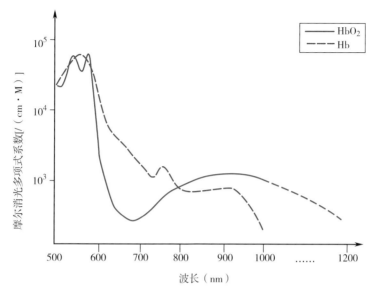

图 12-1-1　含氧血红蛋白及去氧血红蛋白对光吸收的曲线图

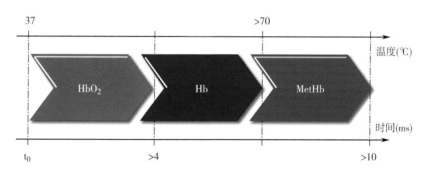

图 12-1-2　含氧血红蛋白和去氧血红蛋白转化为高铁血红蛋白过程示意图

IPL 多个连续脉冲技术对血管激光的优势就在于其多个毫秒级脉宽的子脉冲序列。HbO_2 通过第一个子脉冲转化成 Hb,意味着后续子脉冲能量的吸收靶色基是 Hb,而 Hb 对于波长 600nm 以上的光才有较好的吸收率。多个连续脉冲也使得能量可以穿透更深,使得血管的凝固更充分和 MetHb 的转化更彻底。

AOPT 在面部和躯干部毛细血管扩张的治疗方面有了进一步的拓展。AOPT 允许其在保留原有 OPT 全部优势的情况下,各个子脉冲的能量和脉宽均定制化单独可调。

这种高级的微调设定(尤其在针对难治性毛细血管扩展方面)可以独立或联合专属血管滤光片(波长 530~650nm 和 900~1200nm)使用。

1. 专属血管滤光片(波长 530~650nm 和 900~1200nm)　和 560/590nm 这类通常用于弥散性红斑治疗的长通型滤光片不同,专属血管滤光片特别为毛细血管扩张相关病损而设计。这一类的病损通常是伴有血管血流量载荷问题或是对于前期疗效不确切的难治性病损。

　　对于血管专属滤光片的 530~650nm 波长区间,光的穿透依然很表浅。其中 530~600nm 波长区间内,HbO_2 和 Hb 对光均有较高的吸收率。但在 600~650nm 波长区间内,仅有 Hb 保持较高的吸收率。专属血管滤光片过滤掉了 650~900nm 波长区间的光,一则因为在此波长区间内,靶色基的吸光系数不足以高到使得血管凝固;同时可以保留光能强度,使其在 HbO_2 吸收率较高的光谱区间内被充分吸收,以促使其能够充分完成最终至 MetHb 的光热转化过程。专属血管滤光片保留 900~1200nm 波长区间的光,使得穿透更深,能量能够抵达血管较深层的部分(图 12-1-3)。

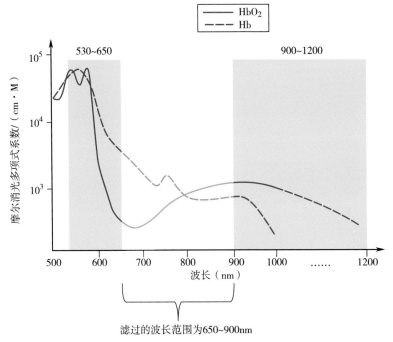

图 12-1-3　专属血管滤光片过滤区间示意图

　　这种凹口型滤光片较长通型滤光片的优势就是可以最大化光能透射率,并可以在治疗血管病损时更具有专一性和选择性。反过来说,长通型滤光片在血管病损的治疗中有附加的光老化治疗效果,或者可说是更适用于皮肤红变(erythrosis)、玫瑰痤疮(acne rosacea)、潮红(flushes)或西瓦特皮肤异色病(Civatte poikiloderma)。

　　2. 可能的毛细血管网络　　下面列出的简化图解说明不同的毛细血管网络(图 12-1-4)。

　　2016 年 11 月 ~2017 年 4 月笔者使用 AOPT vascular 滤光片治疗血管性病变 27 例,共 41 人次,治疗病变有:鲜红斑痣、酒渣鼻(毛细血管扩张期)、面部毛细血管扩张症、外伤瘢痕(血管增生期)、痤疮(红色炎症期)。临床治疗中观察发现:①表皮反应轻,皮温升高很快;②而深部迟发水肿反应很重,可持续 24 小时之久,如果做半侧颜面部鲜红斑痣的治疗其水肿反应会导致眶周严重肿胀;③多种血管性病变的治疗效果都较好。

　　3. 术前注意事项

　　(1)患者术前准备和禁忌证同传统 IPL 治疗一致。

　　(2)通过手动按压方式检查评估毛细血管的动态程度(血流快慢)。

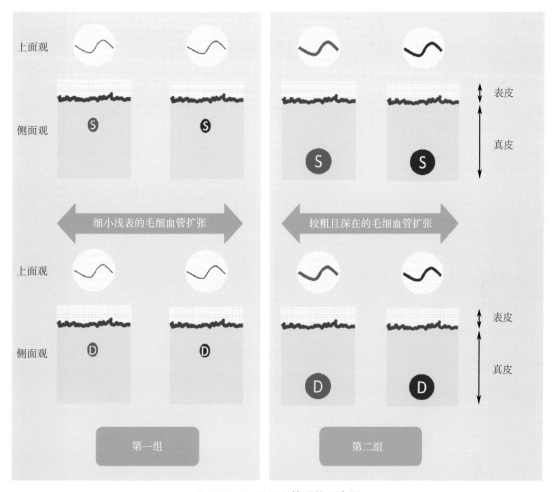

图 12-1-4　毛细血管网络示意图

红色代表含氧量高的血管；蓝色代表含氧量低的血管
字母 S（static）表示静态的血管，血流较慢；字母 D（dynamic）表示动态的血管，血流较快
第一组（Group Ⅰ）包含细且表浅的毛细血管扩张；第二组（Group Ⅱ）包含更粗且更深的毛细血管

（3）为了避免术前血管收缩的负面影响，不建议使用表面麻醉膏，不建议术前将导光晶体长时间置于治疗区冷却，不建议导光晶体压迫血管。

（4）如果毛细血管扩张治疗区有毛发，确保术前充分备皮且提前告知患者暂时的毛发减少风险。

（5）确保所有的预防安全措施均在治疗间伸手可及范围内。

4. 建议治疗流程　根据面部和躯干部位毛细血管扩张（facial or truncal telangiectasia，FTT）的基本特征，流程决策树强调了 IPL 参数选择的基本原理（图 12-1-5）。

下面列出的治疗建议包含了Ⅰ~Ⅳ型皮肤毛细血管扩张的全部可能情况。它只显示了双脉冲是因为双脉冲在这样情况下是最适合用于治疗面部和躯干部位毛细血管扩张。如果对于更深层的血管，也可以选用三脉冲，治疗思路同双脉冲一致（图 12-1-6）。

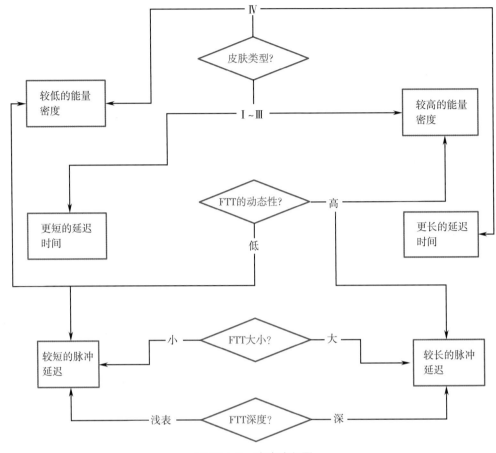

图 12-1-5 治疗流程图

能量密度参数为方形导光晶体下的建议数值,从使用便利性考虑建议用 8mm×15mm 方形导光晶体。当使用 6mm 圆形导光晶体时,能量密度参数应该上调 60%。

当使用专属血管滤光片治疗Ⅳ型皮肤时,建议使用 6mm 圆形导光晶体,且冷凝胶需要涂得比通常 590nm 滤光片治疗时更厚。

如果毛细血管扩张区域有毛发,建议选择推荐参数中的最长脉冲延迟。

对于密集/浓厚的毛细血管扩张网络,建议从推荐参数区间内选择最低的能量密度和最长的脉宽。

做好术前血管评估以及测试光斑,观察皮肤反应。临床治疗终点主要有两点:①血管颜色变化(变深或变白);②术后手动按压,观察到血液回流速度变慢,最好是凝固。

使用专属血管滤光片时,可能会有延迟性的水肿反应(图 12-1-7)。

5. 术后注意事项

(1)术后即可冷敷(非冰敷)或冷喷。

(2)术后可局部使用激素以降低皮肤发红或其他严重的水肿反应。

(3)使用 SPF 30~50 防晒霜,严格防晒。

(4)如果需要多次治疗,建议治疗间隔至少 1~1.5 个月(图 12-1-8~图 12-1-11)。

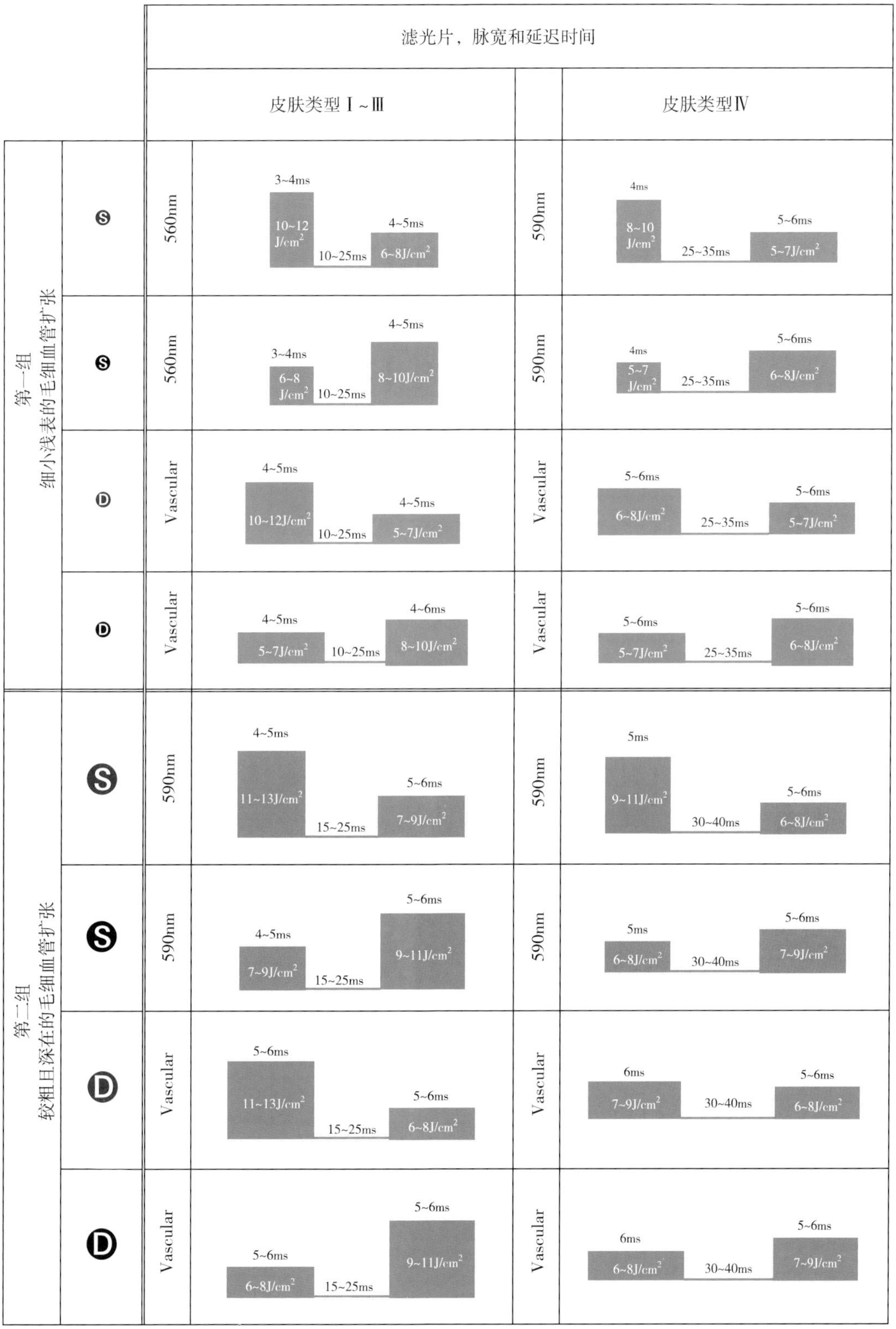

		滤光片，脉宽和延迟时间	
		皮肤类型 Ⅰ~Ⅲ	皮肤类型 Ⅳ
第一组 细小浅表的毛细血管扩张	Ⓢ	560nm；3~4ms 10~12 J/cm²；10~25ms；4~5ms 6~8J/cm²	590nm；4ms 8~10 J/cm²；25~35ms；5~6ms 5~7J/cm²
	Ⓢ	560nm；3~4ms 6~8 J/cm²；10~25ms；4~5ms 8~10J/cm²	590nm；4ms 5~7 J/cm²；25~35ms；5~6ms 6~8J/cm²
	Ⓓ	Vascular；4~5ms 10~12J/cm²；10~25ms；4~5ms 5~7J/cm²	Vascular；5~6ms 6~8J/cm²；25~35ms；5~6ms 5~7J/cm²
	Ⓓ	Vascular；4~5ms 5~7J/cm²；10~25ms；4~6ms 8~10J/cm²	Vascular；5~6ms 5~7J/cm²；25~35ms；5~6ms 6~8J/cm²
第二组 较粗且深在的毛细血管扩张	Ⓢ	590nm；4~5ms 11~13J/cm²；15~25ms；5~6ms 7~9J/cm²	590nm；5ms 9~11J/cm²；30~40ms；5~6ms 6~8J/cm²
	Ⓢ	590nm；4~5ms 7~9J/cm²；15~25ms；5~6ms 9~11J/cm²	590nm；5ms 6~8J/cm²；30~40ms；5~6ms 7~9J/cm²
	Ⓓ	Vascular；5~6ms 11~13J/cm²；15~25ms；5~6ms 6~8J/cm²	Vascular；6ms 7~9J/cm²；30~40ms；5~6ms 6~8J/cm²
	Ⓓ	Vascular；5~6ms 6~8J/cm²；15~25ms；5~6ms 9~11J/cm²	Vascular；6ms 6~8J/cm²；30~40ms；5~6ms 7~9J/cm²

图 12-1-6 治疗建议示意图

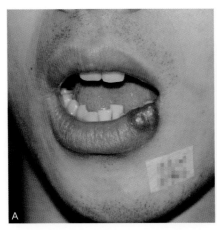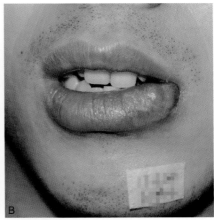

图 12-1-7　治疗反应图
A. 治疗前　B. 治疗 30 分钟后

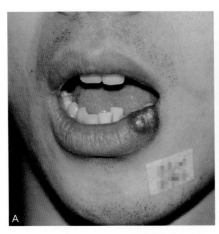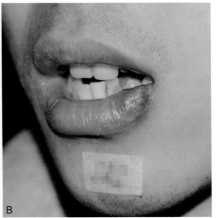

图 12-1-8　唇部血管瘤治疗效果图
A. 治疗前　B. 治疗 1 次 1 个月后

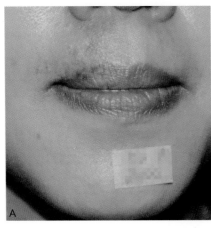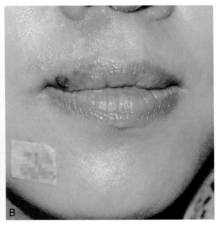

图 12-1-9　上唇鲜红斑痣治疗效果图
A. 治疗前　B. 治疗 1 次 7 天后

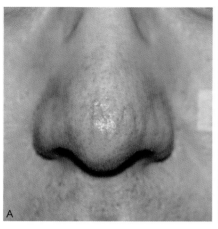
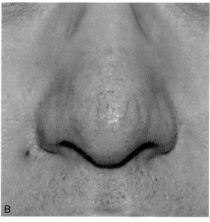

图 12-1-10　酒渣鼻治疗效果图
A. 治疗前　B. 治疗 1 次 1 个月后

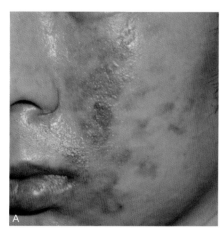
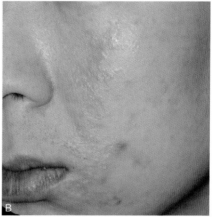

图 12-1-11　左面部外伤性瘢痕(血管增生期)治疗效果图
A. 治疗前　B. 治疗 7 次 5 个月后

第二节　强脉冲光高级优化脉冲技术专属痤疮滤光片的临床应用

II　Intense Pulsed Light Advanced Optimal Pulse Technology Acne

　　强脉冲光 AOPT 的专属痤疮治疗滤光片(波长 400~600 和 800~1200nm),其双波滤光片针对炎症性痤疮的治疗,当波段在 400~600nm 时针对皮肤浅层的炎症,而波段在 800~1200nm 时针对深层皮脂腺的炎症。

　　痤疮是皮肤毛囊的细菌性炎症,其常见细菌为痤疮丙酸杆菌和孢子菌,均为厌氧菌。炎症性痤疮其痤疮丙酸杆菌在新陈代谢过程中会产生内源性卟啉,当内源性卟啉接受了 400~600nm(400~420nm 为蓝紫光,出现吸收峰)波段的光子照射后会产生出游离的单态氧,这游离的单态氧从而杀灭了痤疮丙酸杆菌浅层炎症减少;而光波在 800~1200nm(近红外线波段)光能穿透达深层的皮脂腺,皮脂腺受热收缩可改善细菌的厌氧环境不利于细菌的繁殖并且皮脂腺达 40℃高温时直接将细菌杀灭(图 12-2-1)。

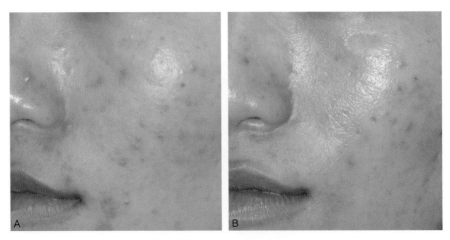

图 12-2-1 痤疮治疗效果图
A. 治疗前 B. 治疗 1 次后

适应证选择:仅限于炎症性痤疮。

技术参数选择注意:该滤光片在 400~60nm 波段,尤其是 400~500nm 色素有明显的吸收高峰,需考虑皮肤类型分型高的皮肤色素多,将可能过多吸收光能造成色素沉着的问题,Ⅳ型以上的皮肤尽量选择长脉宽、较长的延迟时间、三个脉冲、低流量以减少炎症性色素沉着(PIH)的发生(图 12-2-2)。

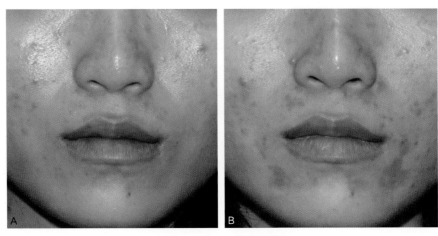

图 12-2-2 治疗后色素沉着
A. 治疗前 B. 治疗 1 次后出现色素沉着

第三节 强脉冲光 AOPT 在面部年轻化治疗中的应用
Ⅲ Intense Pulsed Light Advanced Optimal Pulse Technology Anti-Photoaging

AOPT 在保留原有 OPT 全部优势的情况下,各个子脉冲的能量密度单独可调(图 12-3-1),这需要医师在完全熟悉理解 OPT 原理的情况下才能很好地应用 AOPT,可适合 OPT 高手做治疗时作出细微的选择,也许到目前为止这是最完美的 OPT 无创嫩肤技术了(患者 AOPT

治疗的术前准备、适应证选择和禁忌证同传统 IPL 治疗相同,治疗思路也和 IPL 一致)。我们于 2016 年 2 月~2017 年 4 月临床做半边脸 OPT 和 AOPT 治疗 30 例病人的对照中发现:在设定手具、脉冲数、脉冲延迟时间和各个子脉冲的脉宽相同的条件下,如果选择相同的能量密度总和治疗:AOPT 一侧治疗的病人疼痛感更轻或几乎没有疼痛(不用敷麻醉药),表皮反应轻而深部组织的收缩紧实感较 OPT 一侧明显(图 12-3-2);同样在手具、脉冲数、脉冲延迟时间和各个子脉冲的脉冲相同的条件下,AOPT 一侧的治疗能量密度可以较对侧 OPT 的治疗提高 10%~15%,甚至在实验中能量密度比常规高出 30% 病人也能够耐受,并且病变的色素团、毛细血管扩张、毛孔粗大同时得到改善还可见鼻唇沟也收紧(图 12-3-3、表 12-3-1)。这也就是 AOPT 与 OPT 的治疗相比更快速有效的关键,因为能量密度在选择性光热效应的治疗中是最重要的因素之一。

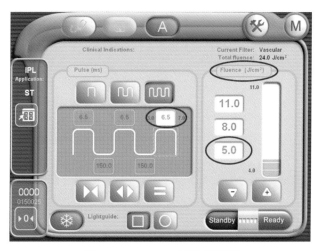

图 12-3-1　AOPT 操作截面图
子脉冲的能量密度单独可调

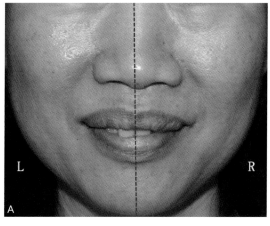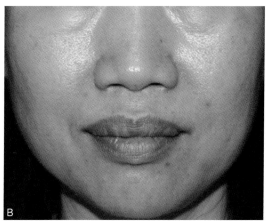

图 12-3-2　AOPT 与 OPT 疗效对比图
A. 治疗前　B. 治疗 6 个月后
治疗参数:AOPT560　9/9/9J/cm² 　6.0/8.0/6.0ms　40/40ms(R)
OPT560　27J/cm² 　6.0/8.0/6.0ms　40/40ms(L)

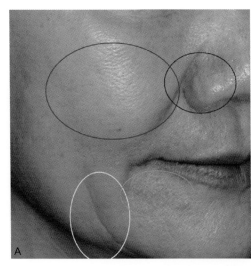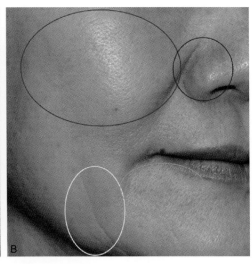

图 12-3-3　AOPT 治疗前后对比图

治疗前(A),治疗后(B)

⬭ 毛孔粗大　　⬭ 皱纹　　⬭ 毛细血管扩张　　⬭ 红斑结节

治疗参数:AOPT640　鼻部　12/11/8J/cm² 6.0/6.0/6.0ms 40/40ms

AOPT640　面部　10/11/8J/cm² 6.0/6.0/6.0ms 40/40ms

表 12-3-1　AOPT 与 OPT 的对比

条件	AOPT	OPT
能量输出	OPT	OPT
每一个脉宽	可调	可调
每一个子脉冲能量密度	可调	不可调(子脉冲能量平均)
同等能量总和		
表皮反应	轻	重
疼痛感	轻	重
深部沉重麻木感	重	轻
即刻反应	更好	好
同等脉宽条件		
能量密度总和	高	低

在这 14 个月 AOPT 治疗光老化皮肤 199 例的临床观察中发现 AOPT 嫩肤有很轻的表皮反应和最实在的深部组织的反应。比如当我们选择第一脉宽延长,三个子脉冲的脉宽总和达 20ms,能量密度相应提高 10%~15%,疗效即刻可见,大大缩短了治疗时间(疗程)。这好比在宽阔的高速公路上开车全速前进,缩短了行车的时间。对于困难的Ⅵ型皮肤的嫩肤治疗也在足够长的脉宽、最低的起始能量密度(15J/cm²)的条件下得到一次治疗就有可见的治疗效果(图 12-3-4、图 12-3-5)。

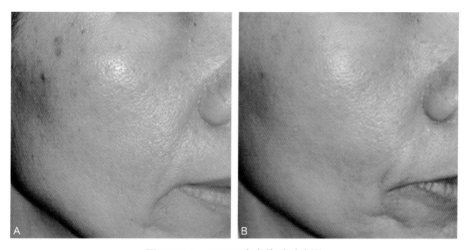

图 12-3-4　AOPT 治疗前后对比图

A. 治疗前　B. 治疗 1 次后

治疗参数：AOPT560　8/8/8J/cm^2　6.0/8.0/6.0ms　40/40ms

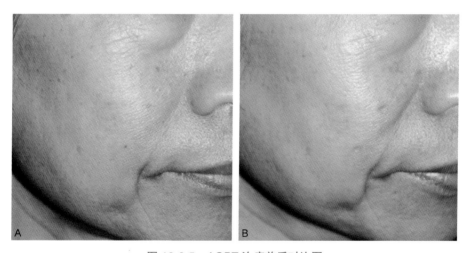

图 12-3-5　AOPT 治疗前后对比图

A. 治疗前　B. 治疗 1 次后

治疗参数：AOPT 640　5/5/5J/cm^2　6.0/8.0/6.0ms　40/40ms

（陈平　黎咏璇）

参 考 文 献

1. JK Barton, JF Black. Chemical and structural changes in blood undergoing laser photocoagulation. J. Photochem. Photobiol. A-Chem, 2004, 80:89-97

2. Randeberg LL. Methemoglobin formation during laser induced photothermolysis of vascular skin lesions. Lasers Surg Med, 2004, 34(5):414-419

3. Ashley J. Welch, Martin JC van Gemert. Optical-thermal response of laser irradiated tissue. 2011

4. Keyvan Nouri, William Kirby. Lasers in Dermatology and Medicine. 2011

第十三章 强脉冲光／激光治疗环境的要求及管理

Chapter 13　Intense Pulsed Light/Laser Environment Management

第一节　激光室的要求
I　Laser Clinic Room Requirement

　　激光室的筹建规模可视设备的多少和诊疗人数的规模不同而定,原则上一机一室(房间大小约 5~8m^2),最好配有治疗前准备间和治疗后休息观察室。激光室应布置得让人感到温馨、舒适,包括合适的灯光、治疗床和桌椅等。激光室的物品应合理摆放,干净整齐,工作起来严谨有序。佛山市第一人民医院整形美容科的美容激光中心(图 13-1-1),现有的激光设备(图 13-1-2)。

　　激光室外应贴有激光危险的标志(图 13-1-3)。由于脉冲激光能量高,激光器镜片上细小的尘埃有可能在脉冲光照射下发生爆炸,从而毁坏镜片。因此,激光室内空气的洁净是非常重要的,要特别注意地板的清洁工作,可在激光室门口放置清洁的拖鞋和鞋柜,让患者出入换鞋(图 13-1-4)。

　　由于激光器本身的一些特点,激光室内激光器与各物品的摆放也相当重要。激光器后面与墙壁之间要求至少有 40cm 的间距,以便布置电源线和机器的通风散热,要远离暖气和其他气体管道。为了使用安全,应根据设备的要求,设置高电压的电源线,并贴有温馨提示。治疗室内尽量不使用反光材料,尤其是墙面、窗户和镜面用不透明材料遮挡,避免激光外泄,

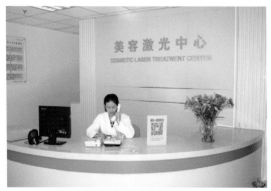
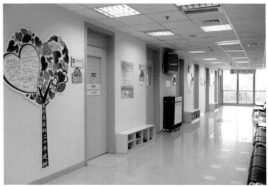

图 13-1-1　激光美容中心环境图

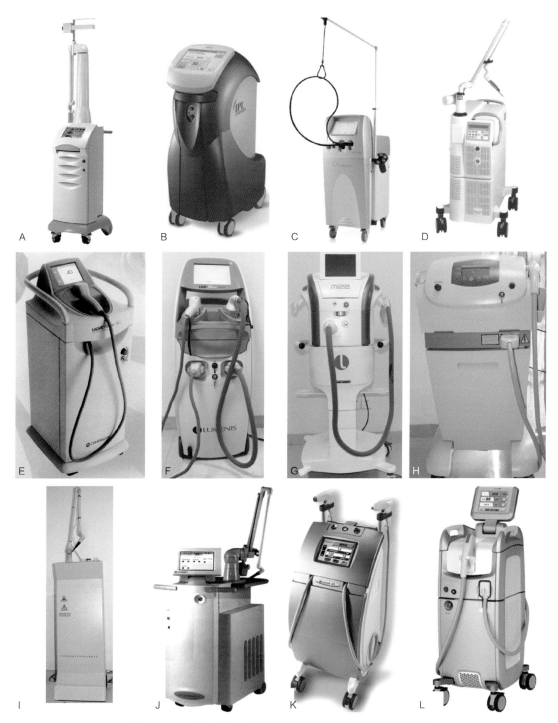

图 13-1-2　佛山市第一人民医院整形美容科现有的激光设备

A. Lumenis Ultrapulse Encore CO_2 点阵激光系统　B. IPL Quantum 光子嫩肤仪　C. Candela Alex Trivantage Q 开关三波长激光器　D. Fotona Frac 3D 点阵铒激光系统　E. Coherent Lightsheer 800nm 脱毛激光器　F. Lumenis Lightsheer DUET 800nm 脱毛激光器　G. Lumenis M22 光子嫩肤仪　H. Alma lovely-1 光子嫩肤仪　I. 超脉冲 CO_2 激光器　J. 维纳斯四合一激光治疗系统　K. Alma Accent XL 射频仪　L. DPL 染料光、LP1064 长脉宽激光

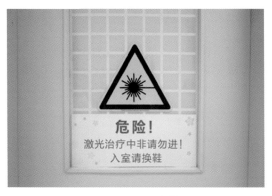

图 13-1-3　激光室外警示标志

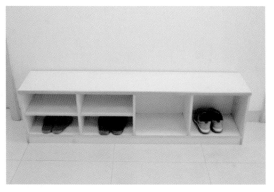

图 13-1-4　激光室门口放置清洁的拖鞋和鞋柜

造成意外伤害。不能有易燃易爆物品,消毒乙醇可用聚维酮碘替代;室内通常也不应悬挂窗帘以免着火。同时,各激光室内配有灭火器,以备不时之需。另外,可放置温湿度计监测激光室内的温度和湿度,使用空调和抽湿机来控制温湿度,这样使激光设备能在一个相对理想的工作环境下工作,从而减少设备故障的机会(图 13-1-5,图 13-1-6)。激光室内尽量不要摆设与治疗无关的物品,保持明亮的照明。整洁的治疗环境不但会给医师提供舒适的治疗环境,而且给患者增加了治疗的信心和对医师的信任感。

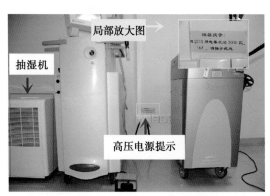

图 13-1-5　抽湿机、高压电源摆放

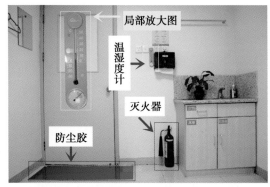

图 13-1-6　温湿度计、防尘胶、灭火器摆放

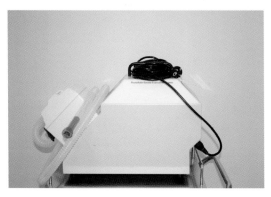

图 13-1-7　排烟系统

激光室的空气消毒和通风也是至关重要的。安装相应的排烟系统,可以及时排出激光产生的有害气体,保证治疗室内空气的清洁,有效地保护操作人员和患者(图 13-1-7)。可在入门处粘上防尘胶,减少工作人员及患者进出的鞋底的灰尘。室内可悬挂电子消毒灯,通过紫外线消毒进行定期消毒;尤其是在二氧化碳激光的治疗室内,室内的消毒是非常重要的。如条件允许,激光设备可放在层流手术间,定期做空气培养,以保证空气的洁净度。激光室布局示意图见图 13-1-8。

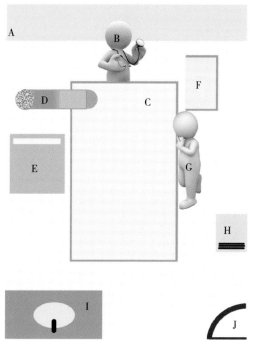

图 13-1-8 激光室布局示意图

A. 储物柜　B. 操作者　C. 手术床　D. 空中吸烟机　E. 激光器　F. 治疗车
G. 助手　H. 抽湿机　I. 洗手台　J. 门

第二节　激光室的管理

II　Laser Clinic Room Management

　　激光操作应尽可能在相对封闭的环境下进行,需要保持室内卫生和空气清洁。规范管理激光室的操作人员:激光室门口挂上操作员牌号,只允许激光操作人员和患者进入,无关人员禁止入内。激光操作需要有一定资历和经验的工作人员,可根据操作人员的资历及设备的要求,每个激光室安排相应的管理员,定期(每周1次)整理自己管辖的激光室,检查各激光器是否正常运作,按要求用浸有中性肥皂溶液的软布清洗机器外面,并在登记本上做好记录,发现问题及时上报(图 13-2-1)。主管人员每月对各激光室进行定期检查,并公布检查结果,督促工作。

　　根据诊疗人数和激光室的数量安排各激光技师的工作,定好相应激光室的工作职责。各激光操作人员在开诊前做好激光室环境的整洁工作,及时补充一次性物品,检测激光室的温、湿度,及时倾倒抽湿机的水。在治疗前检查激光器是否正常运作,治疗后及时按要求清洁治疗头,清洗物品,倾倒垃圾,整理床铺,并做好登记工作。激光室出入要及时关门,这样既可保持舒适的温湿度,又可减少空气中尘埃对激光器镜片的污染。特别是调 Q 激光设备,必须严格控制激光室的温度在 10~27℃,湿度在 60% 以下,并实行每天检查、交班。发现激光器有异常问题及时向相关设备管理人员报修,并做好登记。每天下班前整理各激光室的环境卫生,关闭激光器的电源,关闭门窗、空调。

一级维护

每周，按照操作流程指导原则检查仪器，附件，以及耗材是否具备。在下表中每查到一个项目，就在对应的复选框中打勾。如果不相关的话就划（—）或N/A。然后签名表明已完成该检查。质控检查由护长或组长执行签名确认。

单位或科室：　　　　　　　　　　　　　设备名称：

标准（每周）		年		月		日		维护人：		
维护要求	科内编号	1	2	3	4	5	6	7	8	9	10
状态	使用中										
	备用										
干净整洁，无锈迹											
电源线、电缆线配件完好											
功能、报警、按键完好											
按照规程完成一级维护											

标准（每周）		年		月		日		维护人：		
维护要求	科内编号	1	2	3	4	5	6	7	8	9	10
状态	使用中										
	备用										
干净整洁，无锈迹											
电源线、电缆线配件完好											
功能、报警、按键完好											
按照规程完成一级维护											

标准（每周）		年		月		日		维护人：		
维护要求	科内编号	1	2	3	4	5	6	7	8	9	10
状态	使用中										
	备用										
干净整洁，无锈迹											
电源线、电缆线配件完好											
功能、报警、按键完好											
按照规程完成一级维护											

标准（每周）		年		月		日		维护人：		
维护要求	科内编号	1	2	3	4	5	6	7	8	9	10
状态	使用中										
	备用										
干净整洁，无锈迹											
电源线、电缆线配件完好											
功能、报警、按键完好											
按照规程完成一级维护											

每月质控检查（功能检查）是否全部项目通过	是/否　　　　　　签名：

图 13-2-1　激光室维护登记本

第三节　激光设备的管理
Ⅲ　Laser Equipment Maintenance

医学激光设备已广泛应用于临床,给医疗技术带来了全面的提升。目前激光设备使用安全标准仍未形成统一规范,一旦发生安全事故则危害极大。因此,激光设备的管理显得尤其重要。医疗激光设备的管理是一个系统工程,包括激光设备的采购认证、技术培训、计量检测、安全使用、信息反馈、维护保养、报废更新等工作,是医护人员、患者及其他可能接触到激光设备人员的安全保证(图 13-3-1)。

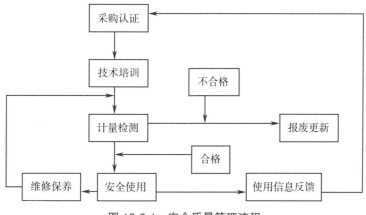

图 13-3-1　安全质量管理流程

一、医学激光设备的采购认证管理

不同类型的激光对生物组织的作用不尽相同,同一种激光应用在不同领域有不同的功率要求。因此,在进行设备采购认证时,不要单凭销售人员的口头介绍和承诺,而是要结合临床治疗要求,选择有资质公司的最合理的医学激光设备,而且该设备必须符合国家强制标准。可以了解其他单位的使用情况和厂家的售后服务,作为选购设备的重要参考条件。

二、技术培训和维护管理

医学激光设备所作用的对象是人,决定了其操作和维护必须在安全的前提下进行。激光操作和维护人员必须在具备一定的相关知识后,经过严格的培训才能上岗,要彻底改变目前的只经过简单培训就上岗的管理习惯。同时,操作人员除了相关医学知识外,还要学习相关激光原理知识和基本的用电基础。对于新购入的激光设备,必须经过厂家的工程师进行激光设备的校准,专业培训师进行相关理论及操作培训后,才能投入正常使用,并对患者进行治疗效果的追踪。

激光器作为高危设备,日常的机身清洁不能交给保洁员,必须安排专业的激光操作人员进行维护,包括每天清洁激光器镜片、手具和机身,做好记录。每次治疗后,及时做好手具的清洁,M22 光子嫩肤仪要特别注意滤光片存放槽清洁,防止凝胶与水渗入污染滤光片。以 M22 光子嫩肤仪 560nm 滤光片为例,当滤光片有污迹时,污迹会阻挡光线通过,吸收一部分能量;当滤光片镀膜损坏了,损坏处不能有效滤过 560nm 以下的光线,治疗时容易造成皮肤损伤。因此,我们设定每天对所有滤光片进行保养,每次治疗前常规检查滤光片,发现有污迹时先清洁滤光片再进行治疗。当损坏污点达到一定面积时就要更换滤光片,具体检测及更换标准如下:将滤光片面积分为 50 个小格,①如损坏污点为分散分布时,大于 5 个小格建议更换;②如损坏污点为单一分布时,大于 2 个小格建议更换。作者在长期的会诊中看到很多使用单位在滤光片镀膜严重损坏甚至达到 80% 仍在使用,这将严重影响了治疗质量。

激光操作人员在保养仪器时,如果发现问题应及时上报相关管理科室(医院设备科),并做好维修记录(图 13-3-2)。

设备维修登记本										
在日常使用中,发现问题及时上报相关管理科室(医院设备科),在维修登记本做好维修记录,及时通知科室设备质控员,并全科通报。										
单位或科室:										
日期	设备名称	设备故障原因	报修人	设备科接待人	维修时间	设备科工程师	厂家工程师	维修后状态	签名	备注

图 13-3-2　设备维修登记本

根据佛山市第一人民医院仪器设备管理规定,结合整形美容科的实际情况,设立了《应急预案及调配机制》,将仪器设备应急预警分为三个等级,当激光器设备突发重大事故时,按等级进行分级处理(表 13-3-1)。

表 13-3-1　设备突发事件应急预案及调配机制表

设备突发事件应急预案及调配机制		
根据仪器设备管理规定,结合佛山市第一人民医院的实际情况,设立《应急预案及调配机制》,将仪器设备应急预警分为三个等级,当激光器设备突发重大事件时,按等级进行分级处理。		
等级	定义	处理方案
三级	院内出现局部性的、对医院、职工和患者的财产或生命安全未构成严重损害的医疗设备事故或突发事件	仪器设备发生故障和事故造成医院业务局部停顿时,设备操作者或相关人员应立即切断电源,保护现场,并立即通知器材设备处,对事故情况进行分析处理。大型仪器设备故障,器材设备处应立即联系厂家维修
二级	院内出现局部性的、对医院、职工和患者的财产或生命安全构成严重损害的医疗设备事故或突发事件	由应急领导小组立即向主管领导报告,采取紧急措施
一级	院内或本市出现全局性的、对医院、职工和患者的财产或生命安全构成严重损害的医疗设备重大事故或突发事件	在院应急指挥部统一指导下,做好应急处置的有关工作

三、计量检测管理

国际电工委员会(IEC)和国际标准化组织(ISO)对激光技术领域制定了国际标准,该标准对医学激光设备提出了总的要求,包括环境条件、预防电击、预防机械危害、预防过量辐射、预防可燃麻醉品燃烧、预防器械过热及其他安全要求等。计量检测管理就是要依照特定技术参数和专业标准,借助一定的测试工具,对医学激光设备从采购到安全使用当中进行检测和校准,并出具安全使用检测报告。定期组织由医疗卫生计量监督检查站进行检测,激光器的工程师进行能量输出的校准,并做好相关记录。同时,在激光器上挂上醒目的状态标志及简易操作流程,让操作者一目了然(图 13-3-3)。

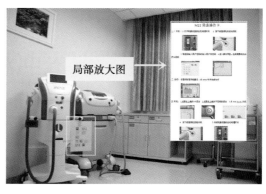

局部放大图

图 13-3-3 激光器状态标志及简易操作流程

四、安全使用管理

安全使用管理主要包括工作区域的管理、设备安全控制和激光防护管理等。医学激光设备要有专门的工作区域,并在醒目的地方设置激光安全专用警示牌,并标明危险级别。工作区域内避免有镜式反射物;工作间要有足够的照明度,可以使操作人员的瞳孔相对较小,以减小激光射入眼底的机会。

设备安全控制主要是利用一些光路安全联锁装置,目的是使非专业人员不能启动激光电源,并在出现安全故障时能自动切断电源。激光防护管理主要是指导操作人员和患者都要佩戴与波长相应的防护眼镜(图 13-3-4)。

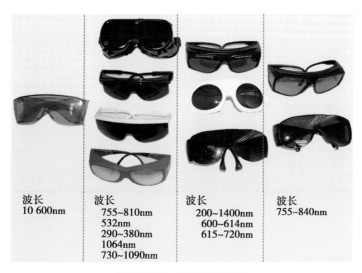

波长
10 600nm

波长
755~810nm
532nm
290~380nm
1064nm
730~1090nm

波长
200~1400nm
600~614nm
615~720nm

波长
755~840nm

图 13-3-4 激光防护眼镜

第四节 激光室操作人员须知
Ⅳ Laser Operational Notice

1. 操作人员必须按就诊流程和操作流程进行工作。激光患者诊疗流程示意图见图 13-4-1,操作者流程图见图 13-4-2,整个操作过程中严格执行三查七对制度。

2. 操作前准备好待使用的治疗手具、一次性物品及冰敷物品(图 13-4-3)。

3. 操作者在操作前了解患者的既往治疗史,并查看过往照片,检查本次治疗是否有拍照。

4. 操作前必须进行激光器的自检,检测完毕,按病种和病变部位选择合适的波长、光斑大小、脉宽、流量、延迟时间等治疗参数(图 13-4-4)。

5. 局部备皮,彻底清洁皮肤,再次核对患者病历和治疗部位,用激光防护眼罩保护患者的眼睛。

6. 选择合适部位测试 1~2 个光斑,停留 1 分钟,观察皮肤反应,询问患者即刻感受。治疗过程中适当调节脉宽、流量、延迟时间,开始治疗。

7. 操作完毕,按 STANDBY 键,返回主界面待机状态。

8. 每次治疗后用浸有医院等级消毒溶液或乙醇溶液的纱布擦拭手柄外表面,并用浸有异丙醇溶液的织物(专用擦镜纸)或棉签检查及清洁手具窗片和透镜(图 13-4-5)。

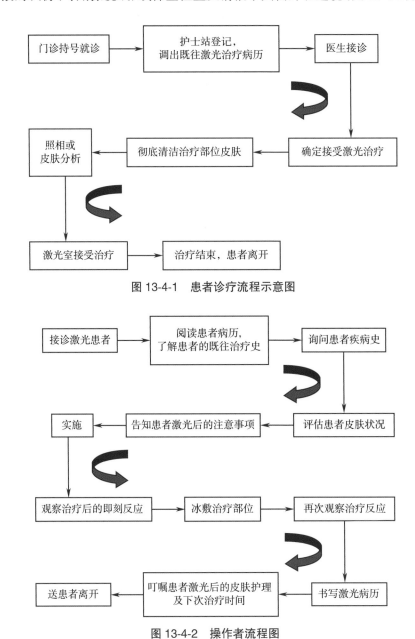

图 13-4-1　患者诊疗流程示意图

图 13-4-2　操作者流程图

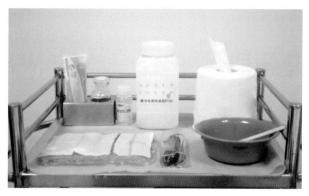

图 13-4-3 物品准备

强脉冲光治疗所需：冷凝胶、治疗碗、压舌板、冰纱块及激光防护眼罩

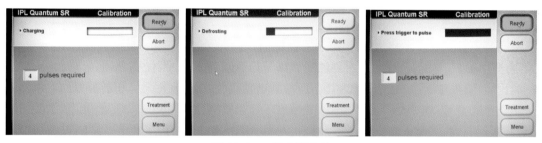

图 13-4-4 激光器自检

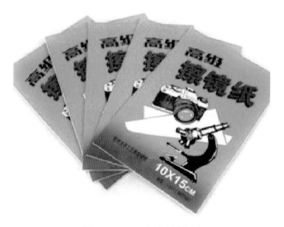

图 13-4-5 专用擦镜纸

9. 操作后在患者的激光病历和登记本上如实记录操作情况和表皮的即刻反应。

10. 诊疗后清理污物，更换治疗床的床单。

（陈平 林少明）

参 考 文 献

周展超. 皮肤美容激光与光子治疗. 北京：人民卫生出版社，2001

致谢

Acknowledgement

在《美容激光实战图解:强脉冲光治疗学》全部定稿之时,我想首先感谢的是我本人坚韧不拔的毅力、锲而不舍的精神。三年,一千多个日夜,呕心沥血收集了自己在激光美容领域耕耘的汗水,写下自己对激光美容的感悟、经验、教训和成果,终于著成了这全国乃至全球第一部详尽阐述强脉冲光治疗学的专著,印证了"水滴石穿,绳锯木断"。在完成书搞的撰写、校对和审核工作的同时,感谢和我一起并肩作战、配合默契的美容科团队。正是由于他们的配合才能让我完成如此巨大的数据储存、收集和总结工作,尤其是在近三年病例图片的整理过程中,年轻的小伙伴们张海斌、陈芮君、黄静、吕丽莹等同事竭尽全力配合我的工作。感谢在我对完成书稿没有信心的时候我们整形美容科的杜学亮主任、耳鼻咽喉科的虞幼军主任以及广州合致信息科技有限公司的谈坛先生给予了我极大的鼓励;感谢人民卫生出版社对我书搞的肯定以及给予修正和指导。

感谢哈佛大学光学实验室的 Rox Anderson 教授对我们强脉冲光治疗的大数据如何总结给予了实质性的帮助,让这些宝贵的资料总结终成有效的客观数据,以此我们得以著成临床型 SCI 论文、著成专著。感谢 Dr.Michael H. Gold 十五年来对我们科激光美容方面的学术支持和帮助。

感谢在我专业道路上一直以来给我支持、鼓励和帮助的高建华教授、李康英教授、罗盛康教授、李勤教授、徐士亮教授、侯文明教授、周展超教授、周国瑜教授、谭军教授、李远宏教授、卢忠教授、赵小忠教授等专家教授们,是他们给予我无私的帮助和鼓励,让我在专业道路上得以持续前行。

感谢美国科医人激光公司、欧洲之星激光公司、飞顿激光公司、美中互利激光公司对我激光美容专业道路上的支持和帮助,并感谢他们多年来对美容激光在中国应用的推广和推动。

借此书出版一并感谢一直给予我帮助、教导的所有老师们和朋友们,并献给和我一起在激光美容领域、整形美容领域、皮肤美容领域一起学习、奋斗的同行同道们!

陈平

2017 年 9 月 10 日于佛山

后记

Postscript

后记1　致整形美容科成立二十周年

蓦然回首,我们整形美容科成立已二十周年! 这,对于我本人而言,犹如:我家小女初长成。看着她,心中充满无比的满足和自豪。回想起1992年筹办佛山市第一人民医院医学美容中心的一刻犹如初次孕育胎儿,1993年3月美容中心成立,这宛如"新生儿"诞生,至今整整二十年! 一路走来,与她一起成长。

大家可以看到我们整形美容科:从1993年只有几十平方米的小门诊,如今已有1000多平方米的办公用地;从只有一间简陋的外科小手术室到现在有3间标准层流的千级手术间;从只有小小的手术刀到现在有近十台目前世界上最先进的美容激光;我们从每天只有十来个病人的门诊到现在每年有2万多人次的门诊量;有专门的整形美容病床,完成了5万多例的美容手术;已有近二十万人次的爱美人士接受了我们的激光治疗。今年我们参加了全国重点学科整形外科专业的评选荣幸地获得初评通过。

当年我选择从耳鼻咽喉头颈外科转向喜爱的医学美容专业,带领的是一个美容小组,如今带领的是一个整形美容团队,有幸成为佛山市第一人民医院整形美容科主任,成就了我的医学美容事业! 有幸在佛山市第一人民医院的发展中、在院史上添上了浓浓的、富有色彩的一笔。

二十年,我和我们市一整形美容科一起成长! 这要感谢孕育我们成长的佛山市一这块土地;感谢佛山市一历届领导的大力支持和鼓励及各科室主任科长的配合。感谢1992年周润甜院长、刁均民和温仕心副院长给了我们机遇;2000年谭家驹院长,李润汉书记、谭伟棠副院长让我们的成长和发展有了质的飞跃;2010年王跃建院长、刘永耀书记让我们再次腾飞! 感谢与我携手共事的团队:林小梅、刁伟雯、黎宝苗;张伟平、黎咏璇、刘必来、邓林、杜学亮、林少明、黄静、吕丽莹、董雅伦、宋秀丽、李芳、洪旭丽、杨荣梅、彭柳青、陈艳秋……感谢我的老师们在我学术道路上一直地扶持和帮助:侯文明博士、郝新光教授、于国中教授、高建华教授、罗盛康、许扬滨和程宁新等广东省整形美容界的教授专家们! 感谢李康英、周展超、赵小忠、谭军、周国瑜、李勤、刘春利等国内教授以及美国的Dr.Michael Gold和Dr.Goldman在美容激光方面的应用所给我的传承和启发。感谢科医人、飞顿、欧洲之星、美中互利等激光公司在激光美容专业发展中给我们的帮助。感谢病人对我的信任,让我有机会在他们身上造就美丽。

二十年,弹指一挥间! 如今整形激光美容已成为大家耳熟能详的朝阳学科,科技的发展必然带领学科的进步。我坚信:矫正体型改善容貌与治疗疾病一样重要! 今后的二十年、三十年、四十年……整形美容科一定会蒸蒸日上、苗壮成长。

陈平

2013 年 7 月 10 日

后记 2　陈平医师手记

一　缝纫技术与整形美容外科的设计及缝合技巧

日前,有一朋友打我电话,问:"陈医生,您会缝衣服吗?" 我不假思索地答:"会啊! 在我们高中毕业要面临上山下乡一辈子的年代,我曾苦练缝纫技术以此作为'留城'的一条生路"。他说:"难怪! 我儿子下巴磕破的伤口经您缝合后,伤口如此漂亮,不着痕迹。""哈哈,原来是这个问题。"

思绪倒流,我真的没想到我高中时代利用数学的概念,苦练缝纫技术和我的终身职业整形美容外科是如此地相像。当时是设计衣服的袖、领的弧度与及手拿细针一针一线地缝衣服的边脚(广州话说"挑裤脚")线越细针距越密越好,如今只不过布料变成人体的皮肤则令我更加怜惜。

做这两项工作都需要有恬静的性格和很强的动手能力。整形美容外科的"作品",也像服装一样首先需要设计,布料有布纹,皮肤则有皮纹,设计时需应用数学的原理计算其弧度、大小、转接角度等等;第二,裁剪与切开,要与设计线相符;第三,缝纫与缝合,缝纫衣服时如果设计精确、裁剪准确,那么缝合时衣领、袖弯、裤腰等正好吻合,有衬里的地方更是讲究,有时就差 3~5mm,就区分了层次;而整形外科更是如此,当皮瓣转位设计好了,按层次切开,分层缝合(皮下减张缝合,表皮轻轻对合),则伤口愈合后就可表现"天衣无缝"——不着痕迹了。

陈平

2002 年 3 月

二　我视手术为艺术

当今的美容外科将与完美艺术媲美,整形美容外科医生利用切除、塑形和缝合人体组织来创造美丽。做手术就像在做人体雕刻。如今艺术的圣殿发生了巨大的变化:美容外科上升到了完美艺术的水平。

当人们提到完美艺术的时候就会联系到雕塑,比如大卫的雕像和维纳斯的雕像。但是当人们看到著名整形外科鼻祖,意大利 Tagliacozzi 医生的作品时,同样深深的被打动了。他采用手臂上的组织瓣来重塑面颊和鼻部。

Guerrerosantors 医师,1969 年至今任墨西哥瓜达拉哈纳大学颅颌面和修复外科系主任,曾在 2005 年美国整形美容外科会议上说,他在墨西哥城的医院里工作是对艺术产生了浓厚的兴趣,当时这家医院墙上挂的是 Diego Rivera 和 Jose Clemente Orozco 的壁画。而他后来趁外出参加学术会议的机会也专程参观了世界上许多著名的博物馆。他承认在把美容外科提升到一种艺术的方式过程中的确遇到了一些困惑,几千年来哲学家试图来定义艺术但是屡屡失败。现有的一些定义是 18 世纪德国哲学家 Alexander Gottlieb Baumgarten 提出的。他把对艺术的研究从美学研究中独立出来,他认为美学是对完美的认知,在感官上可以带来愉悦的感受。Baumgarten 创造出 "美容(aesthetics)" 这个词。我们则展望在 21 世纪美容外科将成为完美艺术殿堂里不可缺少的一员。Guerrerosantors 医师提到:"在哈利斯科的整复外科病房的墙上有一副展示在 5 个世纪里整形外科发展的图示。在图中的人体一半是臃肿和松弛的,而另一半是接受整形后完美的体形。"

做手术就像在雕刻。

我感觉整形外科医师的手术就像在使用高度发达的技术把人体塑形成更美丽的样子。如同其他可视艺术一样,我们手术的结果可以被自己的病人评价:喜欢或批评。手术同雕刻关系密切,都是在把物体塑造成为一个三息的模型。而美学的价值就在于艺术家如何表达他或她的愿望。这样艺术家们的艺术水平越高,表达的内容或象征的意义就越丰富。

雕塑家用造型和连接不同的材料进行雕刻,这与我们手术带来的效果非常相似,只是整形外科医生则利用切除、塑形和缝合人体组织来创造美丽。

对人体而言,形体雕塑家和整形美容外科医生同样具有强烈的兴趣。为了得到理想的结果,无论雕塑家或者整形美容外科医生都应该做仔细地准备和充分地理解,选择合适的工具和材料,操作时多花点时间。整形外科手术可以治疗先天或者后天意外造成的畸形。通过脂肪抽吸,脂肪填充和放置植入体雕刻出 "正常的" "漂亮的" 人体来。无论是脸形、面部五官不满意或者小乳症、大乳房、臀部缺陷甚至是胸肌缺陷的病人都可以选择通过手术塑造出符合经典美学比例的外观。

整形外科同样和建筑学很相像,都是计划以及建造的艺术。当人们提到建筑学就会联想起许多纪念性的建筑,比如墨西哥的玛雅城和法国的凡尔赛宫。但是事实上,大多数还是属于那些规模不大,我们日常熟悉的那种建筑。整形外科医生就像建筑师一样,用特殊的技术结合每个病人个性特点和组织环境来设计和改变他们的形体外观。

陈平
2006 年 8 月 9 日

三 下半面部嫩肤治疗必须标本兼治

对于嘴唇、口周和下面部,成功的嫩肤治疗不仅要针对可见的衰老变化,而且还要针对引起这些变化的原因,即要达到标本兼治。

传统的观点和解决方法是 "它下移了,那么我们就把它提高",但是现在的观点已经发生了改变。我们开始理解在衰老的面部到底发生了什么。多数面部轮廓的改变不单纯与重力作用和软组织的下沉有关。

当软组织松弛后,重力作用可以使软组织下垂。但是实际上使之松弛的是整个生命里肌肉的活动。这种重复的动作还可以造成局部软组织的萎缩,尤其是脂肪组织的萎缩。比如说,面部提升术只是治疗病人下颌垂肉的一部分而已。对于许多病人来说,面部提升术早已是一种治疗手段,但是提升术只是解决方法的一部分,因为现在我们已经基本认清面部老化的发生过程和机制,我们已经意识到许多发生的变化与组织的损失和移位相关。下颌经常会出现两侧的空虚(只局限于下颌前区),对此的治疗方法尤其是针对比较年轻的病人,可以使用填充剂填充该区域以提升软组织。

通常,病人会相信只要在下颌前部进行填充,下颌赘肉就会消失这一事实。有经验的面部提升术外科医生更多的是在手术的同时进行脂肪注射来填充该区域,可以达到最优结果。但是,对于那些不愿意进行外科手术的病人,可以使用可注射药来治疗一些严重的颏周萎缩和空虚的病人。

总而言之,下半面部衰老嫩肤必须综合治疗达到标本兼治。

陈平

2006 年 12 月 27 日

四　立竿见影——隆鼻术

人们见到"立竿见影"这个词,就会联想到效果很好。"立竿见影"语出——汉·魏伯《修同契》"立竿见影,呼谷传响",意为:竹竿立在阳光下,立刻就见到影子,比喻立见成效。而当我在整形美容科的手术室里看到陈平主任做手术时,对这个词语的体会就特别深刻。

大家都知道,鼻子是人体的重要器官,除具有呼吸、嗅觉、防护、反射及共鸣等生理功能以外,其形态完整,比例协调对容貌的端庄完美至关重要。所以越来越多的人选择来做鼻部整形手术。其中隆鼻术是较常见的一种。

隆鼻手术虽然不算很大,但很精细,技术要求很高,需要医生对鼻部的解剖与生理了如指掌,对面部轮廓整体美学有很高的认识才可以做到。患者在初诊时要详细地咨询医生,与医生之间沟通好,做好必要的身体检查,然后择期预约手术。术中医生会结合患者面部整体与鼻部外观的情况精心雕刻假体,使其置入后妥帖、美观、自然。术后患者按医生的要求复诊、换药,很快就可以恢复。

手术之前,陈主任将患者的鼻部与其面部轮廓整体作出详尽的分析,在手术室里,陈主任根据患者的整体情况选择了合适的假体。患者躺上手术台之前还是很扁平的鼻梁,经过陈主任对假体的精心雕刻与对鼻部娴熟的解剖技巧,不出一会时间,一只令所有人见到都会羡慕的鼻子就跃然眼前了,真所谓是"立竿见影"。

除隆鼻术之外,鼻部整形手术还包括驼峰鼻及鹰钩鼻的矫正、鼻翼缺损的修复、鼻头肥大、鼻尖低平、鼻小柱畸形、鼻孔畸形、唇裂继发鼻畸形等等,我科除鼻部整形手术之外,对面部以及身体其他各部位的整形都有很专业的研究,比如重睑成形术、上下睑祛皱术、酒窝成形术、悬吊祛皱术、脸形修整术、隆乳术、巨乳缩小术、抽脂减肥术及自体脂肪移植术等等,都能达到"立竿见影"的效果。

董雅伦　陈平

2007 年 4 月 12 日

五　潜在美的要素给美容外科医生提供治疗指南

当美容外科医生在改善一个人的外表或让一个人变得看起来更年轻的时候,这个医生的心里有自己的观点是非常重要的,那就是指导这名医生把什么东西去除掉以及要取得什么样的结果。有时,当我们美容的目标达到一种大家普遍认为的美时,就会导致我们使大家在做完美容后都变得完全一样。我想应该保持不同种族和民族的美,尤其保持个人的特质也是其独特美之所在。虽然大家对女性面部美的特征有一致的意见,但往往存在一种更巧妙的美,与一般意义上的美存在区别。最近我完成了"一件作品"正是保留了她个人特质的美而羡煞旁人。

25 岁女性，身高 166cm，姣好的身材，腰部脂肪厚度 2cm，乳房发育良好；面部特征：白晰的皮肤，眉毛对称流畅，睡意朦胧的双眼皮，略歪的鼻子的偏短的下巴。治疗：眉下隐匿切口提紧上睑皮肤保留了双眼皮的形态，垫起了微翘的下巴；抽去腰部多余的脂肪并垫高乳房。结果："瓜子"脸型，含有笑意的双眼皮，苗条匀称且丰满的身材。被好友审视一番还是不得其解，是减肥如此成功？变成瓜子脸的同时身材该瘦的瘦该丰满的则丰满……这就是成功的"作品"，保留了个人特质而又不留痕迹的"人造美女"。

我们知道，最美的脸蛋并不是组合而成的，它包含了很多美的要素，并且加上一些极为巧妙的一个或多个解剖部位的隆起；在很多模特和影视明星中都可以看到这些情况。在上述的"作品"中我是突出了她眉弓的隆起和下巴的隆起并只延长了 3mm 的下巴曲线，虽然略歪的鼻子未予修正也达到了耳目一新的感觉。

在过去的几十年里，"世界小姐"或"环球小姐"由来自世界各地不同国家的女性获得，这就表明虽然民族不同、种族不同，但美丽没有区别。我们可以回顾她们除了有人们公认的美的特征以外都有个人的特质的美。

如何扩大手术中的美？我认为要满足对美的追求，达到病人和医生认为最好的美的状态，就要病人和医生有良好的沟通并通力合作。美容外科医生应该尽可能创造公认的美的特征，同时也要保留个人特质和种族特征。

陈平
2007 年 5 月 8 日

六 眶周老化——眼睑整形术的变化

多年以来，在眼睑整形手术中，医生主要通过切除部分组织来改善眼部轮廓外形和皮肤衰老，但现在整形外科医生的观念正在发生变化。切除部分组织来改善外形是老办法，所有的手术模型都建立在去除部分组织的基础上。

根据对过多去除组织的病例进行长期随访观察发现：除了年龄增长、组织缺失和其他改变，这些病人眼周老龄化加快，我从十多年前开始观察其他医生（与我手术方法不同的）手术后的病人，结果发现当年被过多祛除"眼袋"或做了"欧式眼双眼皮"女孩如今过早地出现眼窝凹陷，表现眶周老化。

当我们认识到轮廓外形的改变可能是由于组织缺少造成的时候，观念开始发生改变，而且开始认识到通过手术的方法解决组织缺少，其技术难度超过了组织多余造成的外形改变。要认识到外形改变是由于组织缺少造成的，必须对眶周的三维立体外形有很好的感觉，还要对改善组织不足的几种手术方法有很好的了解。

任何一个对自己眼部外形不满意的病人都需要个性化解决方案，不可能千篇一律。对医生来说，不仅仅是去除部分组织，而是要找出原因，通过灵活的方法填补组织不足的区域，重建丰满的外形。

对每一个就诊者，需要仔细研究造成其外形改变的原因，包括骨性结构和软组织因素。根据这个外科诊断，仔细地制订方案，每个病人应接受完全不同的手术处理。这样眶周整形就变成了一个灵活的连续的过程。每个病人都需要个性化的手术设计。

最常见的是眶周组织过少综合征。根据我们十多年的观察，反思手术过程和此后多年的实践，我认为，我们应该考虑仅适当切除组织，多考虑通过组织充填来矫正眶周萎陷。我发现，如果从组织缺少的角度去考虑眶周外形改变，就要更多地考虑如何去充填缺损区，而尽量少考虑去除组织；对于年长者眼周皮肤松弛并眼周组织凹陷，则先切除多余皮肤同时或分次填充凹陷畸形。用这种方法来改善眶周外观是比较自然的、符合生理的方法。

按照这种思路，有些病例可以应用充填材料或自体脂肪注射取代外科"切除"的手术。医生不要只把注意力集中在去除脂肪、肌肉或皮肤上，而要考虑应用已有的脂肪、肌肉或皮肤去充填组织缺少区。希望整形外科医生能给病人讲清楚眶周老化的原因，希望我们都能够认识到皮肤衰老是组织萎缩造成的，采用去除组织的方法并不是最安全或最理想的方法，对病人来讲也不是美容的方法。

医生在眼睑手术方面的观念会影响到病人，现在有很多病人开始理性地接受我的理念，考虑选用组织充填的手术方式来矫正眶周凹陷畸形。最安全可靠的填充材料就是自体脂肪。

陈平

2007 年 5 月 26 日

七　激光有效治疗光老化皮肤

非剥脱性激光用于治疗皮肤光老化和日照后的皮肤损伤，不仅不会对患者的表皮造成伤害且不影响患者正常的工作与学习，因此该治疗方法目前已受到越来越多美容外科医生及患者的青睐。波长从 560~1200nm 的宽光谱光子嫩肤治疗仪（IPL）同时拥有十个波长即可同时治疗皮肤光老化所出现的色素、皱纹、红血丝等；而波长 1064nmNd：YAG 激光（LP1064）治疗血管性病变的原理，主要通过选择性热吸收使畸形血管内的血红蛋白凝固并使之栓塞、萎缩，从而治疗血管扩张或血管瘤等，甚至外伤或手术后的早期疤痕。近日，我们美容科，就对该 IPL、LP1064nm 激光治疗面部光老化或血管性病变的效果进行了回顾性总结。

2002 年 10 月 ~2010 年 8 月共有 3000 多名患者，年龄为 2 个月 ~76 岁，男：女为 1：3，先后 10 000 多人次参与了此项治疗。所有患者的皮肤均有不同程度的光老化，其主要表现为散在的色斑、面部毛细血管扩张、肤色变黄或晦暗、毛孔粗大、皱纹、肤质不均的痤疮等；青春期前的孩子主要是参与血管瘤或雀斑的治疗。在进行初次治疗前，对患者的面部进行拍照。光老化皮肤患者起始 4 个月内接受 5 次治疗，以后每年不定期地进行 3~4 次治疗，而痤疮皮肤每 4 周一次连续 8~10 次的治疗可完全治愈；其中，治疗色素性病变时将激光第一脉冲持续时间缩短设为 2.4 或 2.6ms 有利于色素爆破排除；当治疗微血管毛细血管扩张时激光脉冲持续时间延长设为 3.4ms 以利于畸形血管内的血红蛋白凝固、栓塞或萎缩，随着治疗次数的增加激光能量逐次递增 10%，以便表皮得到最大保护和治疗时使用最大的激光能量，治疗后适当进行冷敷，可即刻洗脸化妆，无需休假不影响上班，术后注意保湿勿暴晒。结果：随访 8 年 500 多例皮肤光老化或痤疮患者已完全改善并保持在健康良好的状态，所有患者面部的红斑、毛细血管扩张、毛孔大及肤质均得到明显的改善，且均未出现紫癜、瘢痕、色素减退或者色素沉着等不良反应。

因此，我们认为 IPL 激光作为一种安全、有效的非剥脱性的治疗方式，可显著改善患者面部的毛孔粗大、肤质粗糙和肤色变化等光老化问题而达到激光嫩肤的效果。

陈平

2010 年 9 月 6 日

八　双深度 CO_2 激光治疗眼周皮肤老化

眼睑皮肤的厚度通常在全身皮肤中是最薄的,加上面部表情和眼轮匝肌的活动、日晒的因素导致眼部皮肤老化,出现皮肤弹性的下降、皱纹的出现;当皮肤严重皱缩或松弛时以往是通过手术使之去除,而皮肤质地、弹性的改变,细小或中度的皱纹则需要通过激光治疗来改善。

眼周年轻化的激光方法有很多,但要考虑并发瘢痕性睑外翻或眼睑皮肤色素沉着等问题。如今我们采用双深度的点阵 CO_2 激光可对患有眼睑或眼周皮肤老化的病例进行治疗。

所谓双深度的点阵 CO_2 激光是指当采用不同的治疗手具时激光所达到的治疗深度不同、深浅配合有效地控制激光的热损伤的同时并有效地刺激皮肤胶原的再生。

首先,用深层手具(DeepFX)光斑直径为 0.12nm 的手具进行治疗。上睑部的治疗边缘可距离眉约 1mm,距离睫毛线约 1mm。下睑的治疗边缘距离睫毛线 2mm。将上睑皮肤处的脉冲能量设定为 5~7.5mJ,将下睑皮肤处脉冲能量设定为 7.5~10mJ。操作者用棉签轻轻绷紧患者眼睑,以使激光均匀穿透眼睑皮肤。嘱患者向前凝视或向下看,以暴露被角膜保护器所遮挡的皮肤。用棉签或压舌板保护好睫毛,以避免睫毛脱落。非眼睑部皮肤的脉冲能量为 15mJ。然后,用浅层手具(ActiveFX)光斑直径为 1.25mm 的进行治疗,设定脉冲能量为 80~90mJ。激光治疗后局部涂抹亲水性软膏。

治疗后患者的眼周皱纹和皮肤松弛均有显著改善,治疗后 6 个月效果更明显。有部分患者出现炎症后色素沉着,局部外用 4% 氢醌以及防晒剂后的 3 个月内消退。无患者出现色素减退、疤痕形成、睑外翻或睑裂闭合不全等并发症。

综上所述,双深度的点阵 CO_2 激光技术,根据治疗深度选用不同光斑直径的治疗手具。使光束能够准确达到预定的靶位,可有效减少术后并发症的发生。

陈平

2010 年 9 月 10 日

九　下睑与眶外侧注射肉毒毒素——增强大眼效果

几大部分人认为,睑裂增大使人看起来更吸引人、更年轻。我们利用肉毒素注射治疗可以不着痕迹地让您的眼睛有增大并且明亮的效果。

作为面部年轻化的重要疗法,A 型肉毒毒素注射常用于改善眼周皱纹。对于肉毒毒素除皱治疗,大多数患者均需同时注射多个部位,而眶外侧区(鱼尾纹区)则是最常注射的部位之一。

对于下睑区域,肉毒毒素的用量及其注射点需根据患者情况而定。有研究并经我们临床观察表明:在使用肉毒毒素治疗眶周皱纹时,同时对下睑眼轮匝肌及眶外侧区域进行注射,可获得更佳年轻化大眼睛效果。

近日,美国医生 Timothy C. Flynn,M.D. 对相关注射技巧也进行了相关评述。无论眶外侧皱纹、眉间纹、眉下垂、眉不对称或眶下纹,A 型肉毒毒素都具有非常好的疗效。使眼睛看起来更年轻、更大是这类面部年轻化治疗的主要终点之一。而为了更好地达到这个效果,在肉毒毒素注射时,我们选择小剂量多点注射,即不仅需注射眼轮匝肌,还联合注射眶外侧区域。

除皱效果:当仅在下睑注射时,除皱效果轻微;当联合在眶外侧区注射时,皱纹可获得中度改善。睑裂增大效果:当仅在下睑注射时,睑裂增大有效率达40%;当联合在眶外侧区注射时,睑裂增大有效率达86%,特别在患者大笑时更为明显。

陈平
2011 年 8 月 2 日

十 一束沁心的玫瑰

上周三上午在我专家门诊 11 点 40 分左右,随着轻轻的敲门声伴着欢快的一声"陈主任",我的诊室门被推开了,一张笑脸和一大束芳香的香槟玫瑰映入眼帘。我一愣:是谁请人给我送花来了?这送花的人好时尚啊!随着笑声、看着她生动的眼睛(眼角还飘着一条细小的像睫毛一样的缝线),她已将鲜花送到我怀中。我突然回过神来,这是 6 天前我用"激光刀"给她做了上、下眼袋去除术,同时全面部(包括上、下睑皮肤)、颈部皮肤激光嫩肤术的"病人",短短的 6 天时间,她像换了一张脸似的,看起来起码年轻了 10 岁,而且不着痕迹!

她高兴的心情溢于言表,告诉我:"上午 9 点就到了佛山市,走了好几家花店,花了 2 个小时时间挑选了这芳香而不落俗套的香槟玫瑰、披上粉红色的软软的丝带。这束花好比是陈主任您的专业精致而完美。"我抱着这束沁心的玫瑰,听着这一番话,看着我的"作品",深深地被感动了,手术时一切的劳累似乎都抛在了脑后,我连说:"太好了!谢谢!谢谢!"这不仅感谢她如此用心地给我送来鲜花,更感谢她对我本人和工作、专业的信任,让我有机会在她的眼睛和皮肤上"雕刻"使她找回青春;感谢院领导给我们配置了这高新技术的美容激光,令我有机会走在科技美容的前沿!我抱着这一束沁心的玫瑰,从一号楼一直走回二号楼,吸引了甚多途人的眼球。

如今激光美容技术高速发展,在眼袋和瘢痕整形术中"激光刀"几乎可代替"手术刀",而在激光嫩肤方面更为手术刀所不能及。在美容手术中按术前标记的范围,"激光刀"轻轻划过已将皮肤全层切开,皮下的毛细血管同时收缩而不出血,达到"无血"干净的术野;碰到较粗的血管,激光"散焦"照射即可封闭血管而止血,像绣花一样的精细缝合皮肤,让眼角边缘只留下比眼睫毛稍长一点的缝线,术后双眼"干干净净"的无需包扎。将眼睑过度松弛的皮肤切除,而对于松弛老化状态的皮肤(犹如用久的橡皮筋,弹性已下降),此时用激光呈微孔状的精细扫描(时下称"点阵激光")令其加热从而恢复弹力纤维的活性,6 天后便使人们恢复明亮而年轻的双眼,而且皮肤弹力纤维的活力可延续 6 个月之久。

陈平
2012 年 5 月 22 日

十一 美肤新招数——点阵激光

很多人正在为面部毛孔粗大、痤疮色素印、凹凸瘢痕、细小皱纹、皮肤松弛及暗黄、光老化等皮肤问题而苦恼,然而在这个科技日新月异发展的年代,殊不知有许多招数来对付这些"面子"问题。

点阵激光就是一种可以创造美肤奇迹的新招数。点阵激光技术,是铒激光输出过程中,通过光栅将激光光束分解成许多直径在 50μm 左右的细小光斑,每个细小光斑相互间隔,所以称为"点阵"激光。采用点阵激光的目的是为了降低激光创伤面积,让激光仅作用于皮肤的一小部分,同时利用小光斑周围的正常皮肤组织加速治疗部位愈合的速度,其结果是既达到了换肤的目的,同时又降低了铒激光磨削的术后色素沉着等的副反应。它是一种三维的点阵技术:既可以调控点阵的密度(即小光斑间隔距离),又可以调控点阵的穿透深度、脉宽和能量,以达到无损点阵模式、微损点阵模式及有损点阵模式,取得最好的临床疗效。

点阵激光作用到皮肤,只会对其中的微小区域产生热冲击,保留部分皮肤不受影响。作用的皮肤组织能够去除色斑,同时刺激胶原蛋白的增生。没有作用到的皮肤组织可以作为热扩散区域,避免可能出现的热损伤等副作用,同时可以促进皮肤的愈合。它是一种微剥脱激光,和传统的剥脱性激光相比,它不会引起疼痛,同时避免了传统的剥脱性激光可能造成的副作用,如色素减退或色素沉着,治疗后感染、水肿、长时间的红斑和水肿。还有这种新型的点阵激光可以应用到面部、颈部、胸部、手臂和手,比传统的激光的适用范围大大的扩展了。

患者皮肤的改善一般需要 3~4 次治疗,每次治疗间隔 2~4 周。治疗过后 7 天,皮肤会变得更加收紧,同时皮肤的质地、细小皱纹、疤痕都可以得到改善。点阵激光可以进行微创的治疗,不需要休假的时间。可以通过调整不同的治疗参数,很容易的满足不同患者的个体差异的不同要求。每次治疗的遍数一般 1~3 遍,有问题的部位可以再增加三遍的加强治疗。治疗效果很显著。经过一系列的治疗之后,患者可以期待出现真正的皮肤的改变,皮肤的光滑和质地的改善非常的明显,患者能感觉到他们皮肤的全新变化,随访的患者满意度也相当的高。每个患者都反应他们的皮肤的颜色、质地、色斑、毛孔大小都有了改善。

点阵激光针对面部毛孔粗大、痤疮色素印、凹凸瘢痕、细小皱纹、皮肤松弛及暗黄、光老化等皮肤问题都具有很好的疗效,但是有化学剥脱、磨削、放疗史的患者,有严重器质性疾病,瘢痕疙瘩患者,有泛发性皮肤病,最近服用维 A 酸者均禁用点阵激光。

陈平

2014 年 5 月 16 日

十二　宣统老妪再焕容光

我依然记得 10 年前的一个下午,在医院科主任会议室中有同事传话:"陈主任外面有人找。"我起身悄悄走出会议室见一陌生中年男子,拿着病历本对我点头微笑并问:"陈主任吗?"我诧异地问:"您找我吗?"他说:"是的。陈主任,我转了几道弯,问了几个主任都让我找您帮忙。我姓邹,在南海宣传部工作,这是我老妈的病历,请您看看能否给我妈做手术。"

邹先生一边说一边将病历递到我手中。我一边翻看病历一边听他介绍老人家的病情:老人家 93 岁,南海里水人,平日生活能自理,右侧面部有一小结节渐增大破溃已 2 年,到广州某大医院诊断皮肤癌,建议其回南海医院行手术治疗。南海区人民医院介绍到佛山市治疗。来到我们医院分别找了三个外科主任都建议他找整形美容科的陈平主任。几经周折终于找到我!

听完这一求医经历,看着这一病例:93 岁,右耳前皮肤病损 5cm×10cm,血压和血糖偏高……脑海里想的是:93 岁高龄能承受手术吗? 坏在我手里我岂不名声扫地? 这一瞬间邹先生似乎看出我的犹豫,此时,他说:"陈主任,我相信您,即便我老妈有什么不测,我相信您一定是已经尽力了!"这句话令我心头一震,成为我决定为老人家手术的原动力并鼓舞着我为众多求美者治疗的信心!

尽管如此，我还是说："请明天上午带老人家过来给我看看吧。"

次日上午，老人家有儿子邹先生陪同来到我诊室。老太太中等身材，体态结实，步伐硬朗，不用人搀扶，坐在我旁边的诊椅上，没有一点老年人的"体味"，思路清晰，还耳聪目明！我轻声问："婆婆，我有什么可以帮到您的吗？"她指着耳前的皮肤肿物说："这痛，把它割掉！"我询问了老人的生活史：有6个子女（邹先生是小儿子），有十几个小孙子，十几个重孙子，移民海外的子孙们都有二十多人；平日常住乡下，生活自理，每顿能吃一碗米饭，侄子们给予适当的照顾，节假日到儿子家能一口气上四楼（心功能还正常）。专科检查：全面部皮肤光老化，右耳前皮肤肿物5cm×10cm，边界欠清，中央如火山口状。随后老人住院准备接受手术治疗，术前我们请心内科、内分泌科和麻醉科主任会诊为手术调整血压和血糖后，我们为老人制订了手术方案。一切准备就绪！

手术日一早，我例行查房，一看：老人家的子孙们和乡亲们共40多人的亲友团已经到达，前来给老人家打气，这不仅给她信心，也给了我信心！亲友团一直护送老人家到手术室门口，守候着直到老人家手术结束推出手术室。那阵容，那场景，令我终生难忘！

手术在大手术室（那时手术室有22个手术间）进行，气管插管全麻后（当时她是我院最年长的手术患者，由麻醉科主任亲自实施麻醉），行耳前皮肤梭形切口，先行一期切除肿物（切除物送冰冻病理，切缘干净），随后利用面部除皱术的技术，游离面部皮肤皮下组织至颧弓韧带并断离之，向耳前滑行推进皮瓣，一期修复创口；半边颜面加压包扎。整个手术过程中，麻醉效果满意，术中出血少，手术顺利结束。记得那时候在场围观的麻醉师们、护士们还有其他科的医生们都兴奋地说："婆婆要是把另一侧面部也做做拉皮，就更年轻了！"

麻醉复苏后回到病房，当晚老人已嚷嚷头面部被包着不舒服。次日上午起床已一个鲤鱼打挺坐起来，要儿子带她到楼下走走；48小时后解开头面部包着，已叫儿媳妇带她到外面"泰式洗头"（躺着洗头）……术后，当时香港《文汇报》记者前来采访老人，我才更深入了解老人的生活细节，老人从来就喜欢干净、整洁，每天洗澡、更衣，甚至一天两次更衣；洗头夏天每天一次，冬天则隔天一次，她儿媳妇说每次穿的衣服如果过长，老人一定要重新修剪得当，不喜欢拖沓。老人对我们说："后生有后生的靓，老人有老人的企理！（"企理"这是广州话，意思：整洁，有条理。老人家表达的意思是年轻人有年轻人的漂亮，老人有老人的整洁！）"

出院时邹先生给我们送来锦旗："宣统老姬再焕荣光。"

一个月后，邹先生前来请我务必带全科同事赴宴为老人家过生日。盛情难却，那是我唯一一次带领全科去赴宴。到场一看，老人家的亲友团100多人为老人祝寿并一起来给我致谢！此时此景我感觉承载不起，这浓浓的情谊！因为假如没有邹先生前面所说的一句话及亲友们的鼓励，假如没有老太太这么健康的体魄和良好的心态；假如没有我们医院的各科主任和同事们的合作，我岂能完成这一手术！

直至去年我受邀到佛山电台"健康时代"做节目，就美容医疗风险的问题如何做解答，我想了个比喻：我，陈平医生好比一个"空客300"的飞机师，医院犹如飞机场，我的同事犹如乘务员及地勤人员，病人和家属如同乘客，那么我们一起遵守航空守则和规定才能让我们顺利平安地飞行和起降。

2011年春节后，我们刚搬了新门诊不久，适逢春暖花开的日子，我们去探望已100岁老人家，老人已成老姬，她坐在轮椅上，膝上盖着小毛毡，我蹲下摸着老太太的手和她说话，听见陈医生来了，仍然记得我。我们一起吃饭、聊天，告别时老人家还叮嘱我常来啊！没想到是年的清明老人家就辞世了。惊闻此消息,心中虽有不舍,但我相信老人家在天堂依然会整洁、干净、乐观的,永远怀念她,祝她在天堂也一样幸福!

陈平

2014 年 5 月 28 日

十三　陈平的美容专业路

1984 年我大学毕业后,被分配到佛山市第一人民医院工作,当了 9 年的耳鼻喉头颈外科医生当时已获得主治医师资格,92 年一次偶然的机会,我报名参加澳大利亚整形学习班,旨在开阔眼界却被院领导发现我对整形美容有兴趣,而且医院正在找人成立整形美容中心,给我三天时间考虑转专业并筹建佛山市一整形美容中心。我只用了一天半的时间决定了——改整形美容专业! 这是临床医学与美容医学、美学相结合的学科! 由于没有前车之鉴,事无巨细我必亲力亲为;从那一刻起,我学美容中心的设计、学化妆、学文饰、学美容按摩、学中医美容;购置科室所需所有的美容用品,小到一针一线、尺子锅碗盆碟,大到手术室无影灯、手术床;开展整形美容手术和咨询、皮肤美容护理;参加省劳动厅、市劳动局美容就业培训授课及考评;我,一个医生带领 3 个护士 8 年间完成了数万例美容手术,小小的手术刀刻画了众多靓丽的形象或矫正体形。但手术刀不能完成色素性病变或血管性病变或衰老皮肤的问题。

为了和国际接轨,1999 年我前往香港威尔斯医院、养和医院学习,2000 年率先引进了世界上最先进的美容激光器,神奇的激光,神奇的疗效! 这激光一扫皮肤的斑痣荡然无存,皮肤异常血管收缩,皮肤靓丽无瘢痕。这激光美容又是医学美容的新领域! 又给了我新的挑战! 我边做边学,一个个光斑测试皮肤反应,一台台设备亲自操作,取得了很好的成绩和丰富的经验。2001 年关于光子嫩肤的概念引进中国,由于有激光治疗并能嫩肤的概念,我们迅速配备了光子嫩肤系列。当时在国内的公立医院是首创,由于严格的美国老师培训和授课,实行规范化的操作、治疗和跟踪,国内几乎所有医院的光子嫩肤培训都送来佛山市一,这包括北京军区总医院、301 医院、北京医院、沈阳、大连医科大学、四川、广州、广西等医院。由此一来,整形美容科踏上了新平台,业务量直线上升。

2008 年全球美容激光进入了点阵(像素)时代:该激光可使衰老的皮肤更深层次的重生,并可以使外伤性疤痕及时修复或康复,2009 年新一代的激光投入使用,我们踏入美容激光新纪元。点阵激光的投入使用真正做到了手术刀所不能:在眼部整术中,我利用激光刀可在眼睑皮肤上轻轻划开,皮肤已全层被切割分离,散焦状态下可止血,也可去除脂肪,转换点阵模式在皮肤上照射,一个光斑(大约 $1cm^2$)的激光束就有 200 多个呈点阵模式微孔进入皮肤,使皮肤表皮汽化,皮下胶原再生,几天后皮肤彻底更新,宛如新生儿的皮肤,称之为点阵激光嫩肤;腹壁整形术中我利用激光刀可快速切除腹壁全层皮肤或疤痕,术中不出血,术野干净。激光刀的使用需要手术者有很好美容外科手术基础和技巧,并熟练掌握激光器的性能和操作,要有很强的动手能力,方能使美容激光的应用得尽善尽美。

到 2010 年,随着科室的搬迁,美容科已有 3 个标准层流千级手术间,8 个激光治疗室及一系列的办公用地。2012 年和 2013 年日平均门诊量 88.8 人次,美容激光的系列应用除上述的治疗色素性病变和血管性病变、脱毛和光子嫩肤以外,激光、光子皮肤重建 15 年病历 6000 多份大样本的总结工作在进行中,这受到美国哈佛大学激光研究所和国内外专家的关注,我们的学科在持续地发展,我们的成绩也得到了同行的认可。

如今，我已经走在科技美容的前沿，手术刀和激光刀在整形美容专业中的联合使用二者相互辉映，相得益彰；在美容专业中在这专业道路上我找到了自信也帮助了别人。除了我从小喜欢干净、漂亮、乐于做家务、喜欢整洁的性格以外，回首35年，感谢医学院的老师们5年来的严格的教导，感谢附院外科实习的老师帮助我打好了医学的基础；头颈外科的9年，其中前三年是严格的住院医师培训（佛山市一是133年的老院，前身是循道医院，住院医师三年是传统的英国式培训和管理）打下了很好手术基础和抢救能力；医学美容学科的创建让我找到了机遇，能不断地学习和应用新技术，更使我保持学生的心态，好好学习，天天向上！

热爱生活，努力工作，享受生活，这也就是我的生活观。在这浮躁的社会中宁静致远，淡泊明志！更使我在工作中、在专业的道路上，这生命中走得更远！

陈平
2014 年 5 月 30 日

十四　两代人的美容

在医院里可以说有两个科室是令大家都开心的：一是在产房里看到新生命的诞生，那是最高兴的事情；二是在美容科看到新形象的出现，能使人赏心悦目，喜形于色。如此，如果两代人都来同一医院生孩子，两代人都来美容科做美容，那真是令大家都高兴开心的事情。我，在美容专业二十多年，近几年已做到两代人的美容，每每看到当年的年轻姑娘现在成为美少妇，开心地带着孩子前来找我做美容手术，心情总是感慨并喜悦：他们当年行美容术后能享受美好的生活，心里为他们高兴；十多年后再领着孩子回来找我，这就是对我工作的认可！同时我感谢他们让我有机会在他们身上造就美丽，也成就了我的美容事业。

每年暑假是我们美容的高峰期，今年的暑假又到了！孩子、家长和老师前来美容络绎不绝，又见两代人前来美容。近日，在我的门诊有一美少妇领着一位阳光帅气的小伙子前来，笑着问我："陈医生还记得我不？"我笑答："不记得了。"她重述当年新婚后前来做了招风耳矫形术的经过。我想起来了！因为当年新婚燕尔由新郎陪着前来做美容术的还是凤毛麟角，而且她婆家还有信风水一说让我留下深刻的印象；当年术前沟通良好，术程顺利，术后一切良好。此后她安心回去生儿育女、相夫教子，生活乐也融融；儿子出生了不仅笑容很像妈妈，连双侧的招风耳也遗传了下来，但一家子却是淡定自如，等到今年孩子完成中考后马上信心满满地前来要求手术，可想而知，有这妈妈充当"陈医生助理"，有关手术注意事项及风险，我已不用多说。关于两代人的美容术同事们都很感兴趣，术中我专注于耳廓的软骨分离、塑形、缝合，猛一抬头才发现身后站了一圈的同事和进修医生，我还被拍了照片，手术一切顺利。现在孩子的双侧招风耳矫形术已完成多天，孩子妈妈给我发来信息："陈主任，早上好！非常感谢您对我们母子俩的关怀和帮助！谢谢您！"是的，您说要五官端正也好信风水也罢，我能利用这美容技术帮助大家是你我都开心和高兴的事情！

前天还有一少妇"病人"带着女儿来到我的诊室，咨询鼻子整形术的事宜。她笑着问我："陈医生，您不认得我了？"我看着她，似曾见过，可想不起来了！她笑着说："十多年前您给我做了双眼皮和眼袋的手术！"我笑着说："我的作品我自己都认不出来了，可以说是'天衣无缝'啊！"我们都一起笑了。您说有这样"看病"的吗？开心！

美容手术与普通外科的手术很大不同在于美容手术是锦上添花的手术，在病人原有轮廓的基础上"添一笔"或"减一笔"使之面部或身体线条柔和或"顺眼",以此造就美丽。术前对手术的美学设计,"病人"能理解并产生共鸣是手术成功的基础;术中严谨操作是手术成功的关键。加强美学的培训培养要从娃娃做起,已成为父母或爷爷奶奶辈的朋友也需补上美学这一课,也许我还有机会做到三代人的美容,我们一起努力由此我们整个社会就更"漂亮"了。

陈平

2014 年 7 月 13 日

十五　走进哈佛(一)——走进哈佛光医学实验室

我,作为一名曾经的大学生,对哈佛大学这样世界级的顶尖学府是何等的向往。我,作为认识美容激光 18 年并已为 16 万人次民众造就了美丽或解除了痛苦的整形美容外科医生对哈佛大学医学院光医学研究中心——全球最大的光医学实验室、这不断发明创造美容激光的地方,感到何等的神秘。总想有机会去探个究竟,究竟这一台接一台美容激光是如何被创造出来的呢? 去年年底,终于接到前往哈佛大学光医学实验室参观学习的邀请,可想而知我的心情是何等的兴奋! 今年三月我终于踏上了哈佛的土地,走进了哈佛,体验了哈佛味道。感触良多,收获满满,借此与大家一一分享。

哈佛大学医学院威尔曼光医学中心(WELLMAN CENTER FOR PHOTOMEDICINE)是哈佛大学麻省总医院(Massachusetts General Hospital, MGH)属下的光医学中心,她是全球最大的光医学实验基地,是一个利用光学来治疗疾病的实验中心。MGH 建立于 1811 年,是美国历史最悠久的三所医院之一,也是新英格兰地区建立最早、规模最大的医院,同时也是最早和哈佛大学建立教学关系的、规模最大的研究型医院。MGH 也是美国最大的研究型医院,这里每年投入的研究经费预算达 4.63 亿美元。MGH 有闻名全球的五大多学科医疗中心:癌症治疗中心、消化中心、心脏中心、器官移植中心和血管中心,在此可给患者提供可谓最好的综合医疗服务。MGH 的威尔曼光医学中心每年研究的光医学实验课题也是全方位为各学科服务的(在我的参观学习中可看到)。MGH 下设的 4 所医学中心分布在波士顿的 4 个区,赫赫有名的光医学研究大楼位于 Blossom 大街,外表朴实无华与一般的建筑物无异,门口只有"THIRE RESERCHER BUILDING"的标识;进入大厅映入眼帘的是 MGH 最古老的救护车(马车)和最新的 2015 年 4 月学术活动易拉宝并列排放;电梯旁是最简单的路牌指引"WELLMAN CENTER FOR PHOTOMEDICINE",确认身份后里面的电动门打开,通过边上还放着设备的狭窄过道进入"WELLMAN CENTER FOR PHOTOMEDICINE"十来平方米的会客厅,令我眼前一亮! 墙壁上挂满了各时期各种类型的激光管,生动展现了激光医学发展的历史,激光医学文化底蕴的厚重! 这里首当其冲就是 CO_2 激光管,其陈设和简洁的说明阐述了 CO_2 激光使用的历史、发展和创新![牌匾上简述:1970 年起 CO_2 激光已作为外科的重型激光被用于临床,在威尔曼光医学中心有两项创新使 CO_2 激光得以再生应用:第一,通过控制脉冲的持续时间使有害热损伤最小化;第二,阵列式排列的微孔状激光照射能够用于刺激正常组织、甚至正常组织以外(如瘢痕组织)的功能,使得组织修复和皮肤重建,这就是"fractional laser"点阵激光的治疗,这已经得到全世界的公认并被广泛应用]。看到这些,我感到如此的亲切,因为这 CO_2 激光在我们科使用已十几年,它有切割、止血、汽化和碳化功能,十年前已被我很好地应用于眼袋去除、切眉的手术中。由于 CO_2 激光切割组织时能同时止血,从而大大缩短了手术的时间。近5年来CO_2激光点阵模式的应用很大程度上解决了皮肤老化、皮肤重建或创伤瘢痕修复再生的问题。如此,等于我既拿着手术刀也拿着激光刀,可以淋漓尽致地为患者服务。美容激光的使用使我走进科技整形美容的领域。在会客厅里还可看到Ha-Na激光、染料激光、半导体激光、ER激光和强脉冲光等激光管,看着一台台的激光器,犹如看到了不同激光的心脏结构,让我这样并不十分精通物理的激光使用者感悟不少。在这"WELLMAN CENTER FOR PHOTOMEDICINE"激光管的陈列室既是前台又是会客室,令人感觉朴实、亲切!

紧挨着会客室的就是会议室了,这一墙之隔的半墙上用玻璃窗相隔,窗台上依然摆放着小型的激光配件。走进会议室一看我马上乐了:除了一面玻璃墙外(透过玻璃窗看到外面的庭院那是麻省总医院),其他三面墙从上到下都写满了关于激光的数字和符号,令我犹如回到了小学、中学时代的课堂,有一丝轻松和调皮。难怪有人说:哈佛是让人体会自然科学最好的地方,可以充分发挥人们的想象力。随着Dr. Rox Anderson讲课时在墙上画着写着各种激光符号和实验数字,看着Anderson教授富有童真的表情,我感到这一课上得是何等轻松!科学家带着童真和想象力不断地创造发明,他们的想法在科研、临床治疗中不断完善,就像我们如今熟悉的点阵激光的发现和应用居然是Anderson教授某日在吃早餐时看着透光的报纸,感受到光束的改变"有感而发"。科学发明常常来自科学家的灵感,就像牛顿看到苹果从树上掉下后发现了牛顿定律一样。医学科学的发明创造用于临床实践又成为检验其科学性的标准。课间我向Anderson教授汇报:我已经依照他的提议将强脉冲光治疗12年间的5400多例病例的大数据总结整理出来了:10年强脉冲光治疗皮肤光老化的有效率达88.24%,联合治疗的有效率达96.45%。Anderson教授一听高兴得不行,连说:"真的吗?太好了,太好了!这证明了强脉冲光(IPL)能逆转肌肤衰老的神奇功效!"Anderson教授由于高兴和兴奋,一路陪伴我参观学习,期间他多次说:"I need to go."(他第二天就要去越南给瘢痕患者做CO_2点阵激光治疗)可又多次返回,细算有8次之多。在我伸出手臂参与皮肤血管内的细胞检测试验时,Anderson教授返回并幽默地说:"一看就知道是beautiful women",在场的人员都笑了,最后在夜幕降临时Anderson教授才和我们一起在笑声中分别。

在光学实验室的大楼各实验室里还看到了各学科的激光研发,包括泌尿外科、消化内科的光纤激光,有些竟然严谨的像我们的无菌手术室一样限制进入。

走在夜幕降临的大街上,回头看看这哈佛光实验室各楼层依然灯火通明,工程师和科学家们的研究还在持续着。

陈平

2016年5月3日

十六 走进哈佛(二)——走进哈佛脂类代谢实验室

与诺贝尔奖有关的杰出人士,在若干年前给我的感觉一直是那么的遥远。没想到,我大学时期的同学中就有这样一位两次获得诺贝尔提名的人!他就是哈佛大学脂类代谢与健康研究中心的主任康景轩博士。康教授儒雅、帅气、睿智,他不仅在脂肪酸代谢与人类健康领域拥有极高的国际威望,难得的是他心系祖国,接受国内众多大学邀请,把研究成果带回祖国。他是拥有"长江学者"等多项荣誉的外籍专家,而在同学相聚时依然和我们情同手足、谈笑风生。

2013年康博士被某大学邀请在广州讲学时，我临时向他提出邀请，请他拨冗来佛山看望我和在佛山的同学们，并为佛山市医学会的医务人员奉献"脂肪酸代谢与慢性病"的健康专题讲座。康教授精彩的演讲和济济一堂场面令我至今难以忘怀，当时只有二天时间做准备，没想到全市来了这么多的医务人员，课室座位不够，后面的空地和过道都成了"站位"了。课后，大家意犹未尽，不仅明白了脂肪酸代谢对人体健康的影响，更了解了Omega-3饮食对维持人体健康的重要性。有位广东省省名老中医专家在课后说："看着康博士一头浓密的黑发，就知道他有多健康了。"

康教授来到由我组建的整形美容科，看到我们十五年来前瞻性地完成并储存的十几万份激光美容病历，在重建肌肤年轻化领域造福了千千万万的民众，高兴地为我题词写下了"老同学，为您骄傲！"。正因为这"老同学"，今年3月我前往哈佛大学光学实验室学习的期间，有幸得到康博士的"担保"进入哈佛大学脂类代谢与健康实验室参观学习。

哈佛大学脂类代谢与健康研究中心占据一幢实验大楼的一层，有严密监控系统和严格的参观许可。陌生人进入大楼需有合法证件，并向实验室的工作人员出示工作证件担保。

这幢实验大楼里共有300多个实验室，各实验中心可以共享其中的资源，比如CT、MRI、血液分析等多项设备系统，不会造成资源的浪费。各实验室都有来自全球各地的研究专家和学者。在康博士的实验室里，我也看到不同肤色人种的研究生们，他们不时会向康博士请教些什么，并向我微笑点头示意。在康博士充满中国风的办公室里，一个上午就有前后三组人员来汇报实验进展。在实验室里看到各种器皿、各式"瓶瓶罐罐"，我仿佛回到了大学时代做生化实验的实验室，回到做实验时的场景，然而看到墙上的脂肪酸代谢图表我却是一脸茫然，看来一切都还给老师了。中午在实验室大楼的餐厅吃饭，我们各自挑选了一份沙拉（自然是康博士付费了）在餐桌边上坐下共进午餐，宛如回到了大学时代，只不过谈论的是现在的工作和退休后的生活。我说："你现在已经功成名就了，自在很多了吧？"谁知康博士说："以前的成绩代表的是过去，现在到明年还有二十多项的科研在进行中，其中有：关于肺泡Omega3的浓度对PM2.5的影响；提高饮食中Omega3的浓度对终末期癌症患者疗效的观察等等。没有停下来的时间表"在聊到将来，我说："按我现在的身体条件，55岁退休后还可以继续工作，估计起码能活到80岁。"康博士说："他们研究人员没有确切的退休年龄，他的师父快80岁时来实验室的次数才略有减少。"谈及生命的长度，康博士说："我的目标是100岁，而且在70岁以后还要拿一个雕塑的大奖，拿一个国际标准舞比赛的大奖！"我想：不管是科研人员、科学家还是我们临床一线的医生护士，工作不是生命的全部，我们努力工作同时还要让生活充满阳光！这就是：不仅要争取生命的长度，而且要保持生命的宽度。我感慨之余，兴奋地说："好，我跟！也活到100岁，继续努力工作好好生活！"

注：上文康博士提到的二项科研"Omega-3对污染环境尤其PM2.5的作用"、"Omega-3在抗癌防癌上的作用"2016年已经出成果。

陈平
2015年5月6日

十七　激光，让正能量的80后重获新生

三年前，当我听说广州某高校的一学生打篮球被突然倒塌的篮球架砸伤面部的时候我的心不寒而栗！三个月后这受伤的学生竟来到我的诊室，那时他已接受了颧弓钛板支架固

定复位术,面部蜈蚣状的疤痕寻求治疗经其他科的主任介绍来找我;见面交谈时我被他遭受重创时坚强的意志、乐观积极的心态感动了!您想,一个即将走出校门走入社会的帅小伙子瞬间面容全毁而且差点丧失生命是需要多大的意志力!? 而他挺过来了!!

接下来是我用 CO_2 点阵激光给他做了疤痕治疗,仅一次治疗他就迫不及待地投入了工作(因为意外发生时他实习的公司早也决定等他毕业就聘用他,公司的老板同事也积极鼓励他治疗)。三年后的今天,您不细看是无法发现他面部的疤痕!今天帅气的新郎就是他!当我来到婚宴的现场时新郎激动地携新娘和陈医生我合照,有趣的是照一张新郎站中间,一张让我站中间,一张让新娘子站中间(为了保护新人的隐私不便将合照公开)我们的高兴劲都无法言喻!从接到请柬那一刻我无限感慨起:敬佩意外发生后这年轻人的坚强!敬佩这优秀的女孩(新郎的同学、当年的女朋友)、今天的新娘一直的陪伴!庆幸我有机会掌握这高新的激光设备为伤者解除痛苦!今晚的宴会我深深地祝福这一对新人白头偕老!身体健康!早生贵子!健康快乐每一天!

附:关于 CO_2 激光

CO_2 激光具有切割、止血、气化和炭化的物理特性,早在 1970 年代初已作为外科重型设备开始使用。而后来在哈佛大学威尔曼激光实验室有两项的重大发明创新,使 CO_2 激光得以再生灵活应用。第一,于 20 世纪 80 年代,实验有效地控制了激光脉冲的作用时间,把不需要的热损害减少到最小化有效地减轻了疤痕的形成;第二,当激光束呈细小、微孔状、阵列模式排列照射正常组织、甚至非正常组织比如疤痕时,这组织得以重新修复再生。这种激光照射模式 "fractional laser" 被称为点阵激光,其刺激组织得以修复再生的机制已在全球达成共识并在近十多年被广泛地应用于临床。

由于上述激光器的改革与创新,我们利用 CO_2 激光的切割手具可以灵活的用于眼部、耳部以及腹部美容手术的切割止血,大大缩短了手术时间而且没有疤痕;当切换成点阵模式时即可做面、颈部、眼睑部位皮肤的嫩肤,使皮肤得以重建;点阵模式照射疤痕组织时,疤痕组织则启动了创伤修复机制得以治愈。

我们科通过 7 年的临床应用观察也证实了上述的观点并获得了很好的疗效。

陈平

2015 年 5 月 27 日

十八　激光的速度与激情

十多年来,我们科常常全科一起去电影院看电影,带上家属或爱人一起共二十多人很是开心;至于看什么电影由年轻人决定:从"手机"、"超人归来""滚蛋吧!肿瘤君"……到"速度与激情7",从中感受喜悦、幽默、紧张或悲情……。记得看"速度与激情7"飙车打斗的场面令我眼花缭乱,飙车打斗之力量的强大和极速产生的巨大、刺耳的机械摩擦声可以说让我紧张得半天喘不过气来,突然"轰"的一声,战斗结束了!瞬间安静!! 这,就是速度与力量的完美结合!

昨天,在我的门诊给一患者行背部大面积脂溢性角化物清除术,我拿着超脉冲 CO_2 激光器哗啦啦地对准肿物行切割、止血和气化治疗,激光的能量从 5W、7W 上升到 10W,10 分钟!整个背部大面积的肿物被完全清除!治疗结束!当我脱下口罩手套时想起我曾经用 CO_2 激光刀在腹壁整形术中以 $20J/cm^2$ 的功率将腹壁皮肤及疤痕"轻轻地"快速"切开"并同时止血！手术时间比既往的节省了 2 小时！这，我联想起"速度与激情"！

CO_2 激光为 10 600nm 波长的远红外不可见光，能迅速被水吸收，它通过对含水的组织细胞进行汽化来达到治疗目的。CO_2 激光治疗或手术的美容效果与激光的输出速度与能量有直接的关系！当激光以连续波形式输出时，如果能量过大热传导将会导致非特异性的周围组织损伤，易于出现疤痕等并发症；而以脉冲方式输出时，能在 400 纳秒~1 毫秒的脉冲时间内产生高达 500mJ 的能量，在每一个脉冲中产生并保持高峰值能量，使之作用靶组织的时间小于它的热扩散时间，使照射组织瞬间完全汽化，对周围组织的热损伤小，从而防止了治疗组织的残余热量的非特意性传导，使组织的破坏程度大大降低，从而减少了疤痕的形成。当以高能超脉冲的模式输出时，确保极短的时间内（小于 0.8 毫秒）输出，瞬间输出功率大于 $5J/cm^2$，靶组织瞬间气化而非特异组织几乎未受损，这高能超脉冲输出激光的应用大大减少了瘢痕产生的机会，同时缩短了手术时间，伤口愈合好！确保了激光治疗的有效安全并美容。反之，CO_2 激光低流量输出时则造成组织炭化（等于烤煳了）。当然医生操作时的"激情"也很重要！由于激光的方向性强，操作时要求沿标记线垂直皮肤聚焦后进行切割，以保持光能量完全集中在此方向上，减少光的散射；切割的深度与激光刀移动的速度成反比，要求以每秒 0.5~1cm 的速度，10 瓦甚至 20 瓦的能量连续照射则切开皮肤，如果移动太快，激光将不能完全将皮肤切开，太慢可能超过皮下深度损伤深部组织。当我们有目的地用激光束垂直照射耳垂时可即瞬间贯穿耳垂打成耳洞！

高能超脉冲 CO_2 激光用于手术的切割、止血、肿物的气化等治疗，神速并完美！这体现了整形外科医生使用激光的"速度与激情"！

电影中有一句经典台词——"青春可以没有法拉利，但不能没有速度与激情。"我想：当代的整形外科医生要有"速度与激情"，同时一定要使用掌握高能输出的激光！高能超脉冲 CO_2 激光的完美使用体现了激光的速度和整形外科医师的激情！

陈平
2015 年 9 月 9 日

十九　急症创伤时您想过马上来美容修复吗

前天一大早急诊科就转送来一名面部多处切割伤的病人到整形美容科行急症创伤美容缝合术。入院、术前准备、护士予床边医疗洗头、洗去满头血迹、备皮等。医生们马上开始手术：重新清创、清除缺血组织，修整伤口边缘，细针细线如绣花般地将皮肤伤口缝合，手术历时 3 个多小时，伤口加压包扎，病人重返病房休息。预计病人能达到预期的美容效果。

近年来随着工业、交通的发达，以及人群中情感的复杂性，急症创伤日益常见。通常人们会在伤口愈合后看到瘢痕才会想起来怎样才能把瘢痕缩小或抹去呢，于是才来到整形激光美容科，然而这已经太迟了。因为受伤后伤口的愈合过程就是瘢痕的形成过程，而一般的瘢痕形成后整形须在受伤一年后进行，除非瘢痕已经影响局部器官的功能。

十年前，在美国整形外科年会上已提出：在不影响生命的前提下，急症创伤时的皮肤伤口最好请整形美容科医生一期美容缝合以减少瘢痕。十年来，我们已治疗了无数急症创伤的病例，有意外撞伤、车祸、刀伤的等等，伤口均一期愈合没有瘢痕，这一效果可同时减轻病人的心理负担和经济负担。

整形美容外科是外科专业的第三个分支，它是在整形外科的基础上加上美学的训练完成的学科,专业上有独特的缝合技巧以减少或使瘢痕消失。对于手术切口的要求是顺着皮纹的方向,缝合时皮下无张力缝合,皮肤表面则轻轻对合即可,勿形成压迹,这就是整形美容外科的缝合技巧,而对于急性创伤的伤口若不平行于皮肤则需改变其伤口的走向来缝合,皮肤缺损造成张力扩大时则需伸展或推进皮瓣缝合。不幸意外受伤的朋友们在清醒时可请整形美容科医生会诊行急症创伤美容缝合手术。

陈平

2015 年 10 月 6 日